（第三辑）

做有人情味的医者

杨叔禹　主编

厦门大学出版社　国家一级出版社
XIAMEN UNIVERSITY PRESS　全国百佳图书出版单位

大力弘扬医学人文精神

厦门市人民政府副市长　国桂荣

《做有人情味的医者》第三辑就要出版了，编委会让我为这本书写序言，我高兴地答应了。因为，医学人文精神的回归，是当前社会的期待，是构建和谐医患关系的精髓所在。我能为弘扬医学人文精神做点力所能及的事，既是职责所在，也是对弘扬医学人文精神的广大医务工作者的敬重。

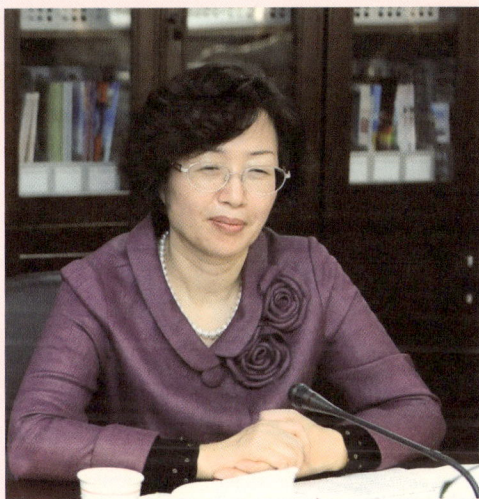

国桂荣副市长

长久以来，人们用白衣天使来赞美医务人员，用救死扶伤来形容医务人员的神圣使命，用医者仁心来称颂医务人员的高尚医德。医学被称为"仁术"，医生成为最富含人情味的职业。争当白求恩、林巧稚式医生成为很多人的精神追求。但是，随着医学技术主义的兴起，病人的痛苦被转化为检验单上的数值和各类影像图片，医学人文精神失去了往日的光彩。受社会上不良风气的影响，有的医务人员为追求利益而不择手

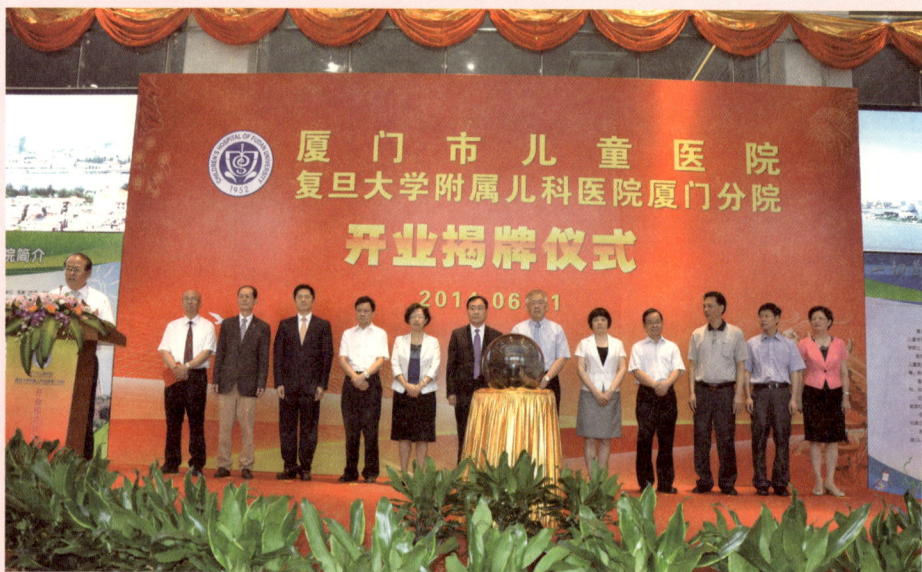

国桂荣副市长出席厦门市儿童医院开业仪式

段，甚至公开向患者索要钱物。这些现象极大损害了医务人员的形象，社会期盼着医学人文关怀传统的复兴。

近年来厦门医疗卫生事业成绩有目共睹，优质医疗资源不断扩增，医疗卫生技术水平显著提升，群众就医满意度稳步提高。广大医务人员爱岗敬业、舍小家顾大家地忙碌与辛劳着，每当这座城市有急难救助时，医务人员往往冲在一线，全心全意为病患服务。由于厦门医生收红包现象少，很多周边地区患者纷纷来厦门看病。但是，由于医疗资源不足，医务人员工作压力大、劳动强度高，部分医务人员对患者态度生硬、语言难听、脸色难看、缺乏耐心；一些医务人员为了创收，重诊治、轻预防，重治疗、轻护理，重科技、轻人文，对患者过度检查、过度用药。这些现象，都有待于努力改进。

医学不仅是一种技术，更是事业，是一项崇高的使命。弘扬医学人文精神，需要我们坚持以人为本。医学人文精神是医学的灵魂，反映了人类对生命的根本态度。古希腊医师希波克拉底说过，"对于医生来说，了解一个病人比了解一个人患什么病更为重要"。患者来看病，渴望和医务人员充分交流，得到善意的抚慰。医务人员要把尊重、关心、体贴患者贯穿于看病的过程中，改变那种"只见病不见人，只懂病不懂人，只治病不治人"的态度，实现医学技术与人文关怀的有机统一。

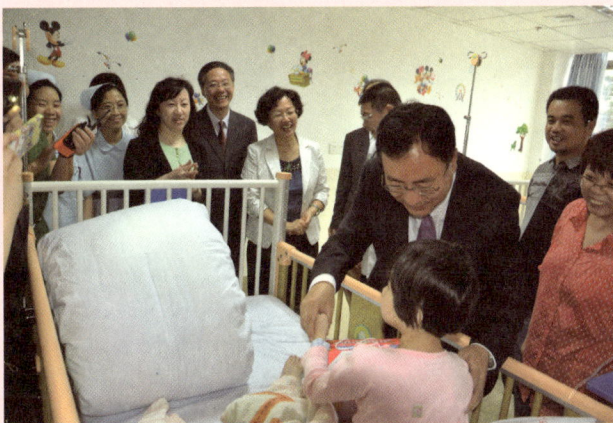
与复旦大学领导一起看望住院儿童

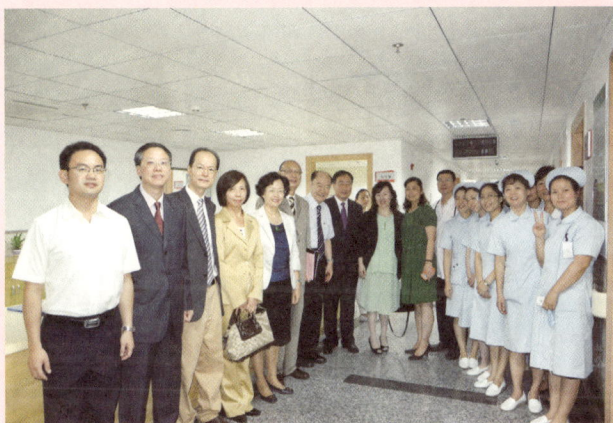
与复旦大学附属儿科医院专家、厦门儿童医院医护人员留影

弘扬医学人文精神，还需要有示范引领。医学人文精神，归根到底反映医务人员的道德素养。晋代名医杨泉指出："夫医者，非仁爱之士不可托也；非聪明理达不可任也；非廉洁淳良不可信也。"只有树立从医者的品德，才能自觉抵制回扣、红包、大处方、滥检查等行业不正之风。《做有人情味的医者》不仅摘录了国内医学界顶尖专家学者对于弘扬医学人文精神的精辟论述，还记录了我市已开展的推进医学人文建设的优秀案例，囊括了数位医德高尚、医术精湛的专家学者的医学人文

访谈记录，收录了广大一线医护人员在抢救患者、应急救治时的感人事迹，充满了激发医学人文精神的"正能量"。

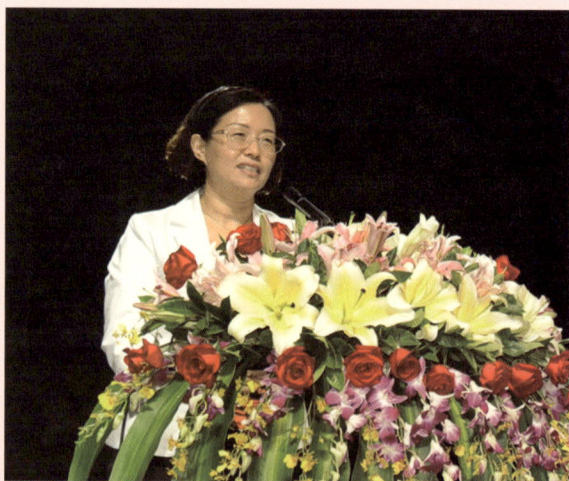

弘扬医学人文精神，更需要持之以恒。冰冻三尺非一日之寒。彻底扭转医疗行业不正之风，不可能一蹴而就。但是，只要我们以"钉钉子"的精神、久久为功的态度，就一定能够成功。可喜的是，厦门市卫生系统正掀起"做有人情味的医者，促进两个满意"主题活动，坚持从点滴小事做起，从自身做起，把医学人文关怀落实到群众就医的细节中，让医学人文精神逐步在医务人员内心扎根，从而构建一个健康和谐的医患关系。我衷心希望，厦门的实践，能够为我国全面复兴医学人文精神创造更多的先行经验。

当前，我市正在加快建设美丽中国的典范城市，全面推进医药卫生制度改革，努力为全市人民提供更加优质的医疗服务。希望此书的出版，能进一步激励广大医务人员不断提升认识，自觉加强医学人文修养，把浓浓的人文情怀撒播到广大患者的心里，为共同缔造美丽厦门做出更大贡献。

【人物名片】

国桂荣，厦门大学副教授、博士研究生，民革厦门市委主任委员，现任厦门市人民政府副市长。

做有人情味的医者·第三辑

目 录

第一篇　人文讲坛

2　　医者的人文情怀　　高金声

12　医学人文——心灵治愈之道　　李明霞

17　人文医院建设的创新与实践　　丁义涛

22　好医者的标准是什么　　杨叔禹

26　对全面加强护理人文建设问题的思考　　张锦辉

第二篇　人文调研

34　"人文·关爱"合作试点病区和普通病区护士人文关怀能力现状的研究

　　　洪丰颖　王艳红　杨叔禹　周文　张瑞良　巫斌

第三篇　名医风范

42　儿童生命健康的守护神

　　　——记厦门市"林巧稚奖章"获得者厦门大学附属第一医院儿科主任吴谨准

47　用奉献谱写生命的赞歌

　　　——记第三届"林巧稚奖章"获得者厦门大学附属中山医院李娜主任医师

52　进入患者内心世界是医者的幸运

　　　——记厦门市第三届"林巧稚奖章"获得者仙岳医院医务科主任丁丽君

第四篇　爱在病区

58　人文关爱滋润患者心田

　　　——记厦门市第二医院神经内科

61　用真情搭建患者"生命线"

　　　——厦门大学附属中山医院肾内科视病人如亲人

65　全心全意为患者服务

　　　——记厦门市中医院外一科护理团队

第五篇　情暖患者

71　人文关爱根植于每位医务人员心中
　　　——厦门大学附属中山医院积极开展医学人文建设，患者满意度明显提升

78　全方位服务彰显人文关怀，成就双满意
　　　——厦门市海沧医院坚持以患者为中心，构建和谐医患关系

85　小小微信圈　传递大关怀
　　　——厦门大学附属第一医院同民分院妇产科运用微信平台为患者提供温馨服务

88　尊重生命温暖病患　人文关爱在莲花
　　　——台湾护理专家考察厦门莲花医院医学人文建设

91　艰苦卓绝8小时，顶着风险成功"修心"
　　　——记厦门市心脏中心救治心脏脆弱濒临死亡的贫困农妇

第六篇　爱的分享

95　自制巨型蛋糕"锦旗"感谢医护人员
　　　——厦门市妇幼保健院用人文精神感动产妇家属

97　患者家属自制救治留念册感恩医护人员
　　　——厦门大学附属中山医院"接力"救治重症颈椎骨折患者

第七篇　医者有情

104　厦门医生全国妇幼健康技能竞赛夺冠
　　　——记厦门大学附属第一医院妇产科副主任医师汤雅玲

109　坚守"医者父母心"，视患者如亲人
　　　——记厦门市第二医院血液科风湿免疫科陈旭艳主任医师

114　一份责任心温暖两代人
　　　——记厦门大学附属中山医院厦门市心脏中心心血管内科王挹青主任医师

117　给患者第一张处方是关爱
　　　——记厦门市妇幼保健院苏志英主任医师

120　仁心仁术　医病医心
　　　——记厦门市中医院儿科高树彬主任医师

124　和善儒雅的仁医
　　　——记厦门市海沧医院肿瘤科陈毅德主任医师

126 心系患者　播撒光明

　　——记厦门大学附属厦门眼科中心业务院长吴国基

129 医生对病人要有"父母心"

　　——记厦门大学附属成功医院肾内科梁萌主任医师

133 医生责任重于泰山

　　——记厦门大学附属中山医院消化内科任建林主任医师

136 病人永远是我的老师

　　——记厦门大学附属中山医院乳腺专病门诊侯如蓉主任医师

139 心灵窗户的守护者

　　——记厦门市中医院眼科王玉斌主治医师

142 患者的"知心大哥"

　　——记厦门大学附属第一医院同民分院消化内科周东生主任医师

144 与死神赛跑的急救技术状元

　　——记厦门市第三医院急诊医学部 ICU 副主任吴彬

148 1% 的希望也不轻言放弃

　　——记厦门大学附属第一医院同民分院心内科刘新建主任医师

151 "80 后"村医坚守乡村 12 年

　　——记厦门市翔安区新店镇刘五店村卫生所所长彭招治医生

153 将病人拦在"生病的路上"

　　——记厦门大学附属第一医院鹭江街道社区卫生服务中心主任郑君圣

156 扎根社区最需要耐心和毅力

　　——记厦门市思明区中华街道社区卫生服务中心郭凌燕主治医师

159 爱，在平凡的医务岗位中升华

　　——记厦门莲花医院超声科吴细华医师

第八篇　天使园地

163 重拾人情，传递真爱

　　——记厦门大学附属第一医院急诊科的人文护理

167 用爱温暖每一个患者

　　——记厦门大学附属第一医院同民分院护理团队

170 细节服务更贴心　人文关怀一家亲

　　——记厦门大学附属厦门眼科中心眼外伤病区的护患真情

173　感恩奉献　做团队的"妈妈"

　　　　——记厦门莲花医院妇产科护士长冷娟

第九篇　人文动态

178　厦门市妇幼保健院在福建省医院满意度调查中获佳绩

179　"四心"服务提升患者满意度

　　　　——厦门市仙岳医院 2014 年满意度全省排名第二、专科医院名列第一

184　积极推进医疗行业医学人文建设

　　　　——厦门市第三方调查结果显示患者满意度普遍提高

193　坚持以病人为中心的服务理念　创建有人情味的医院

　　　　——厦门大学附属厦门眼科中心名列厦门市医院满意度调查首位

198　弘扬医学人文精神　构建和谐医疗秩序

　　　　——厦门市卫生计生委召开全市"人文·关爱"病区工作交流会

200　编　后

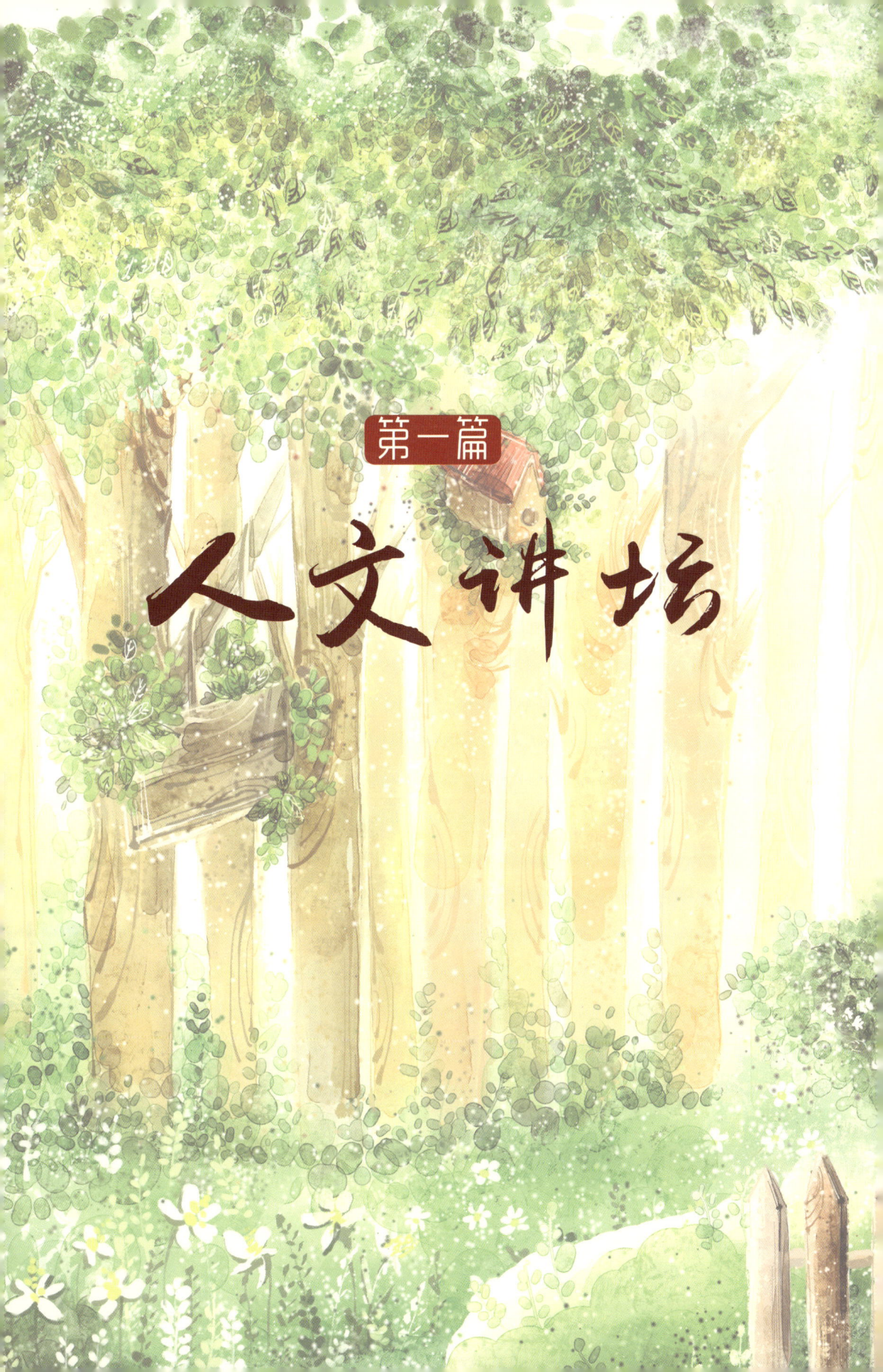

第一篇

人文讲坛

医者的人文情怀

中国医师协会人文医学专业委员会主任委员　高金声

【人物名片】

高金声教授，中国医师协会人文医学专业委员会主任委员、北京医学会医学伦理学分会主任委员。曾任卫生部精神文明办主任、全国卫生文化协会秘书长、中国卫生杂志社副社长、中国卫生界杂志社主编，长期关注和从事医院文化、人文医学、医学伦理学的研究和传播。

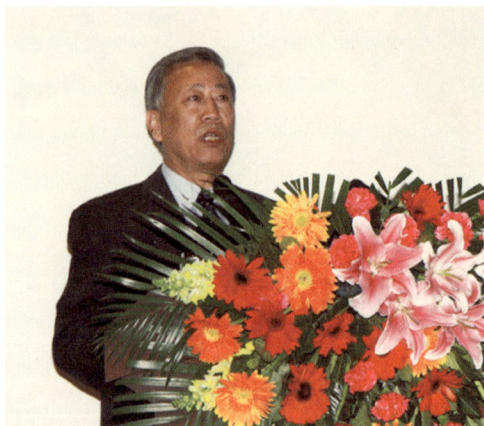

高金声教授

谈到医者的人文情怀，首先应对人文情怀有共同的认识。人文情怀在概念上的定义指的是人对自身关切的一种自觉意识和情感，即人懂得对人自身的一些需要进行关切，表现为对人的尊严、需求和价值的关注与维护。在日常的生活和工作中，常常提到的"爱和同情"、"尊重和关切"等都是人文情怀的重要内涵。

仁慈为首　善良为本

首先，人文情怀在医务工作者身上最重要的体现就是"善良"两个字。善良，实际上是社会上每一个有良知的人都应该具有的品质，但对于服务于人们健康和生命的医务人员来说，"仁慈善良"应该成为一种职业的特质，这也是医生、护士理应得到社会尊重的根本原因。

下面我列举几位饱含人文情怀的医学前辈的事迹，希望通过这些活生生的事例，诠释出人文情怀的精神内涵。

北京协和医院呼吸内科罗慰慈老教授有一个"特殊名片"的故事。罗教授的特诊号是300元/次，普通专家号14元/次，有一位外地就诊的下岗女工因为挂不上普通号而挂了费用较高的特诊号。罗教授得知后，为保证这位远道而来的普通女工看得上病，特意为她做了一张两寸见方的卡片，上面打印着自己的名字和普通专家门诊的时间。十多年来，这张名片成为患者的"预约通行证"，每次都能顺利地挂上普通专家号。这几年，罗教授年纪大了，快90岁了，已经退休停诊，他就将家里的电话告诉这位病人，以便紧急情况联系。另外，罗教授特地介绍她到北大医院看诊，当北大年轻女医生看到厚厚的病历本时，不禁感动地说："作为一个晚辈，我感到这不仅仅是医生在为病人治病，而是在拯救一个生命，是心疼每一位普通的穷人。"如今，这张通行证虽已失去作用，但这位女患者却将它工整地贴在了自己的诊疗本扉页上，将这位协和老教授浓浓的医者之情深藏于心。她发自内心地说："我生了病是不幸之事，可我遇到了罗大夫，这是我的幸运。在我走投无路的时候，他给了我重生的希望。"

这样的"幸运"还发生在北京一位老人身上。北京人民医院眼科主任黎晓新在一次门诊中遇到一位长期患有

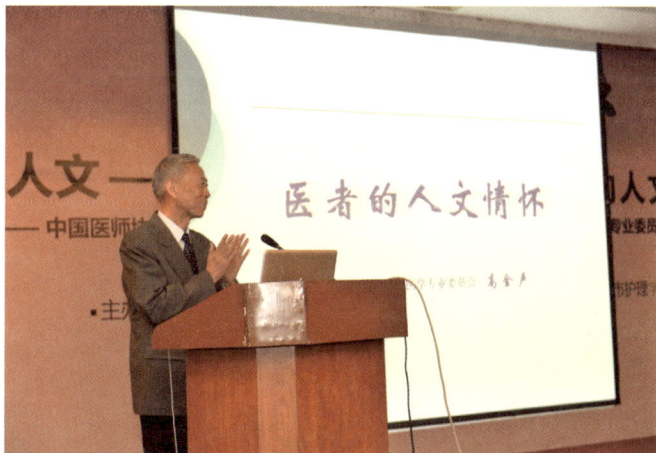

高金声教授在"厦门医学人文讲坛"讲学（黄翔 摄）

糖尿病的老人，视力正急剧恶化。黎主任经过仔细检查排除了视网膜病变的可能，诊断为眼压性青光眼，需要长期坚持上药，每个月定期回诊。在交谈中，黎主任得知老人是个孤身的社区低保户，生活十分困难。黎主任便交代老人以后每次回诊等她快下班时来医院，不用缴挂号费，她利用自己的时间帮老人看病。就这样，黎主任为这位低保户老人免费看病，一看就是六年。直到老人去世后，居委会主任亲自带着老人临终前托付的一包茶叶交到黎主任手中。原来，老人无意中得知黎主任喜欢喝茉莉花茶，平日里将自己省吃俭用的零钱买了些茶叶，只可惜没来得及自己送来就离世了。老人生前曾这样对黎晓新主任说过："是您让我在生命中这最后几年体会到人间的真情和温暖，感受到真正发自内心的关怀。"

北京大学第一医院急诊科原主任陈旭岩也有一个令人感动的"急诊室故事"。有一天，一个10多岁的男孩被父亲送入北大医院急诊科。这是个刚刚经历母亲病故的男孩，跟着父亲在北京靠卖《北京晚报》维生。因为一贫如洗的家境，病重的男孩已经在家挺了整整一个月，实在扛不住了，才被父亲送到医院。很快，陈主任判断男孩患的是重症——吉兰巴雷综合征，须立刻靠呼吸机插管才能维持生命。面对高昂的治疗费用，不到40岁的父亲非常痛苦，他赶紧叫来一个老乡帮忙照看孩子，然后愁容满面地回老家筹钱。三天两夜后，他带着借遍全村的12000元钱回来了，可就这短短的几天，孩子花费的医药费已经远远超出了这个数，未来所需的钱款对这位农民父亲来说更是天文数字。两天后的清晨，一辆破旧的三轮车停在急诊室门口，他的父亲打算放弃治疗，决定趁孩子还有一口气把他拉回老家。病房里，父亲颤抖地把男孩气管插管取下，看着男孩的氧和从100%降到92%，再降到85%……陈主任的内心激烈地挣扎，救还是不救？此时，陈旭岩主任眼前浮现的满满都是男孩和他父亲的眼泪，就在这紧急的30秒内，她果断做出决定：插管恢复治疗！陈主任把这位父亲拉到一旁，顶着

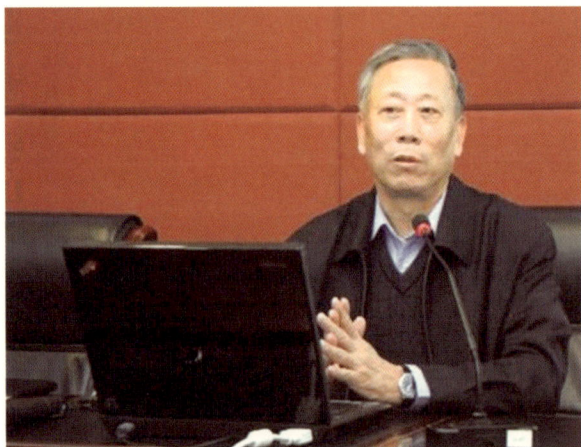

高金声教授热心于医院文化、人文医学等的研究和传播

巨大的压力恳请他再给医疗团队几天的时间，并很有信心保证帮助孩子脱离危险期，至于医疗费用她将尽力向院方申请减免。两周后，男孩脱离了呼吸机，三周后，男孩顺利出院。出院时，父子俩跟医院签署了一份长达 30 年的还款协议，每月还 200 元。即便这样，他们还是经常还不上。男孩出院后，经常会在晚上溜到分诊台的窗前，扔下两份当天的晚报，转身就跑。每次他来，为了他的自尊，陈主任总是假装没有看见他。可当男孩离开时，陈主任却总是很享受看着他的背影，试想曾经连一个脚趾头都无法动弹的孩子如今却能快乐地奔跑，此时此刻，她深刻地感到：作为一名医生，在艰难的环境条件下也要坚持下去，才可以体会到挽救一个人生命的幸福。

让患者真正发自内心尊敬和爱戴的医生都是善良的，护理工作者也是如此。"仁慈为本，慎独为魂"是北京医院护理部倡导的服务理念，也正是护理管理者标杆林菊英等老师为护理职业精神的最好诠释。著名的护理学专家林菊英曾任中华护理学会名誉理事长、《中华护理杂志》名誉总编辑，也是南丁格尔奖获奖人。只要与林老师共事过的人，无论是学生、部下，还是同事、朋友，无不折服于她的人品和才学。林老师在世时，曾这样说过：一名护理工作者，应该是一个心地善良的人。在对病人予仁慈为本的同时，还要强调遵从医道的自觉意识，在别人看不见、别人不知晓的情况下，在个人独处时，仍能谨慎恪守医务工作者的道德准则。就凭着这样一份坚定的信念，林菊英老师在护理规章制度还不详细完善的年代，她带领护理团队坚持做好每一件工作，从细微之处做起，处处以病患为中心。例如每天早上做晨间护理时，窗帘拉到什么程度日光照到病人的位置，让病人感到最为舒适，而不会感到刺激不适。早晨茶壶的水温如何正好适合直接饮用。茶壶把手朝向哪边让病人在床上一伸手就可以拿到……这些微小的细节都经过仔细的揣摩。晚间查房时，护士一定要穿着软底鞋，查房时把手电筒光源照着地面，常常查完整个病区，却没有吵醒一个病人。优秀的服务不是来源于制度规定，而是发自内心的情感。

严谨科学　专注品质

人文情怀在医护人员身上体现的第二点，就是严谨科学的功底和专注的品质。这是医学严肃的科学性所决定的。医学界要有创新的自信，但更要有严谨的学风，浮躁、急功近利、屈从非学术压力的行为，都应受到坚决抵制。

伟人歌德说过：人类凭着聪明划出了一道道界限把人隔开，而最后用爱可以把它们全部超越。如果把爱和善良作为我们追求的目标，我们的文化品位气质就会因为内在的光源变得晶莹剔透。因为内心有爱，我们在执业中所表现出的专注和敬畏也会变得无比自觉。具有深厚的人文情怀不能停留于道德上，它必须要有扎扎实实的行医本领，而行医本领来源于功底和专注的品质。

钟南山院士在广东的一次会议上提到：医学人文精神要体现在"想方设法治好病、防好病"。前者是指医生对病人负责任的态度，把病人的生命放在第一位。后者是指医生应该具备解决实际问题的能力，具备服务病人的专业技能。著名"胆道外科之父"黄志强院士是卫生系统少有的科技进步奖获得者，他在世时曾说过："实在没有一条平坦的道，要在前人未曾涉及的领域走出一条道路来，真是谈何容易！何况医学是面对病人，是充满特殊性的科学。面对生命濒危的病人，外科医生的'勇气'，不应单纯是'良好的愿望'，而应建立在良好的专业技术基础之上。"

北京清华长庚医院副院长王仲是原协和医院急诊科副主任，凭借出色的专业水平，在面对格林巴利综合征患者时绝不轻言放弃。有一次，王仲教授接诊一个29岁的肌无力患者，需要立即插管治疗。随行的家属是病患的父亲和弟弟，平日以务农维生，家境非常穷苦。有位医生向患者的家属透漏这个严重的疾病可能是花了钱也治不好的，很可能会人财两空。听完这残酷而现实的消息，农民父亲打算出院放弃治疗。王仲教授得知后，他心里虽然明白格林巴利是一个疑难病症，但作为一名医生他不愿放弃一丝希望。他找来病患家属商量，顶着巨大压力恳求病患的父亲能否再给两周时间试试，并沉重地对这位农民父亲说："如果今天走出院门，可能明年今日就是他的忌日。"也许正是这句话语打动了陷入两难中的农民父亲，

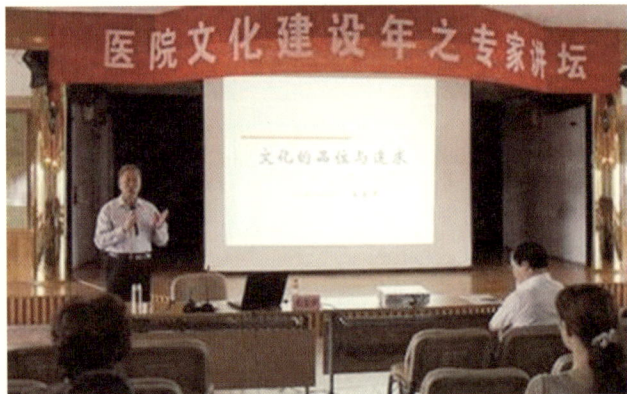

高金声教授在医院文化建设讲坛作学术演讲

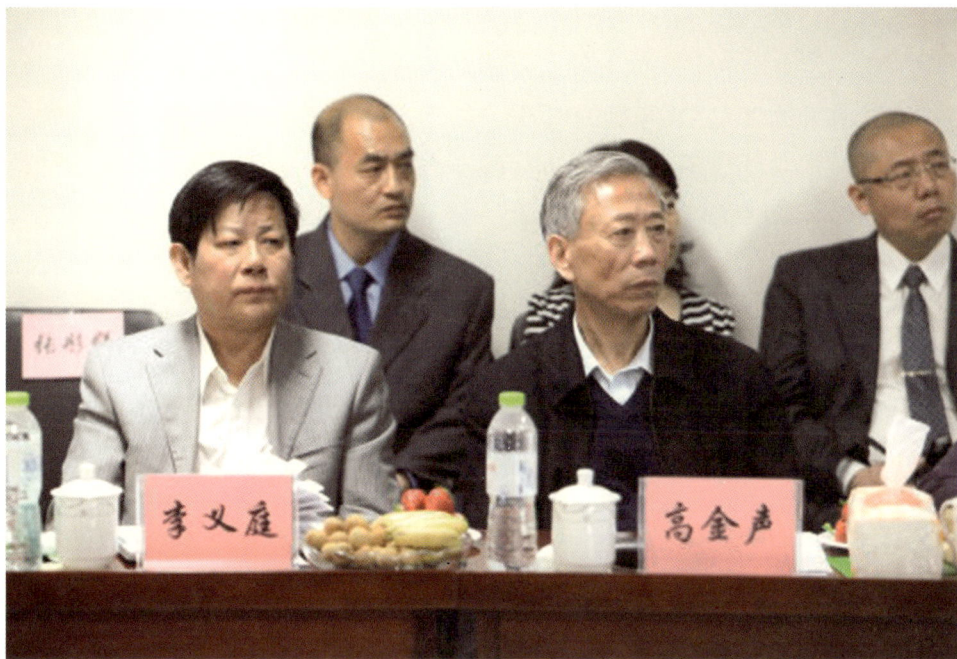

高金声教授出席海峡两岸生命伦理学界座谈会

决定继续治疗。有人可能会觉得此时病人的信任也可能转变为风险，但是王仲教授认为这么做是医生的良心使然。后来，在医疗团队的精心医治下，病患半个月就转危为安并转到普通病房。朴实的农民父亲十分感激地提着一大袋红薯送来医院，这番场景感动在场所有的医护人员。王仲教授之所以能下决心，并且最后取得成功，若没有协和医院的功底，没有自己的技术水平支持，光有决心和好的心愿是远远不够的。

不仅是医生需要专业的功底，护理人员也是如此。北京安贞医院重症监护室护理长刘淑源，南丁格尔奖获得者，对护理事业执着追求，不断探索，努力钻研业务，成为在专业上技术过硬、业务精湛的护理学科带头人。刘淑源护理长曾守护在一位先心病术后出现低心排患儿的床旁三天三夜，观察记录病情变化。当死神慢慢地吞噬患儿的生命时，她把病儿紧紧抱在怀里，给孩子换上新的衣服，眼里的泪水却止不住地不停滚落下来。深夜她冒着寒风抱着死亡的患儿送往太平间。患儿家属被她的真诚所感动，同意进行尸检。她下夜班不顾疲劳带着几位护士去看尸检，共同观察，认真听医生分析，使她和青年护士认识了局限性心包压塞这一并发症。后来，她在护理病人时，经常协助医生对此类并发症做出诊断，即使在各种仪器设备均不能确诊的情况下，帮助很多年轻医生正确判断病情，先后挽救了数位患儿的生命。由于她的积极参与，医生们不是把她当做遵医嘱的护士，而是一名技术得力的帮手。此外，刘淑源护理长在与患者沟通方面也有很多值得学习的地方：在重症监护工作期间，她关爱病人，尊重病人的生命价值和人格尊严，满足患者的人身舒适和安全需求，对病人极其亲切真诚，针对不同需求想方设法让病人满意。一位 70 多岁的中国日报老记者被送入 ICU 后，因为身边没有家属，情绪十分低落并拒绝护理。刘淑源护理长亲自来到老人床边认真评估病情，帮助老人拔掉胃管，送来南方人爱喝的碧螺春茶叶，一勺一勺地慢慢喂给老人喝。就这样，老人情绪渐渐好了起来，交谈中刘淑源护理长得知老人曾在法国居住过一段时间，她便与老人聊起法国的文学作品、音乐，甚至还用简单的几句法语和老人沟通，让老人觉得特别亲切感动，很快老人便走出情绪困扰，积极面对疾病，病情逐渐好转。

谦卑客观　儒雅精神

人文情怀在医务人员身上的体现，第三点是谦卑客观、儒雅大气的医学家精神。

作家王安忆记述与中国工程院院士王振义老先生同桌吃饭的经历。席上有人介绍"王教授是陈竺的老师"，王教授略解释，说自己称不上是陈竺的老师，只是在某些课程上做了传教。王安忆女士这样描述：我注意到他的态度很平和，并不是要避攀附之嫌，刻意而为清高，只是出于一种科学的精神，凡事都要客观精确，一定要讲科学，说话要有底线。当座上的人们开始谈论中医，有的人主张，有的人不以为然，王教授并没有参加讨论，显然他不是那种热衷慷慨陈词的雄辩家，他静静听了一会，私下跟王安忆说：中医有两个极优的长处，一是它的理论具有辩证的精神，二是它的药是合乎自然的药，建立于仿生的基础上。王安忆说："我永远不会忘却的是，当王教授跟我说这些话时，我领略到医学的乐趣和发自内心的敬佩。"

医生也好，护士也好，哪怕是医务管理人员，一定要讲究科学精神。临床医学奠基人奥斯勒在《生活之道》里有一段话：善独的艺术，条理的要求，彻底的品质，可以让你们成为名副其实的学生、执业医师，甚至伟大的医学研究人员，至少不至于让你们变成庸医。只要持之以恒，那么所得到的益处，一生都享用不尽。但在人格上，真正给你们力量的是谦卑的美德。以前，由于工作的原因，我参与中国名医论坛的筹备工作，期间接触很多专家医务工作者。我感到真正的"大家"都具备谦卑的精神，希望年轻朋友谨记：真正给你们力量的是谦卑的美德，千万不要有狂妄的言行。

知人懂人　理解尊重

拥有人文情怀的医者还应该是一个知人懂人、善于理解和尊重他人的人。在医疗诊治过程中，要时时体现出对病人的尊重，体现出涵养和包容，以此赢得对方的信任。而所有这些，应视为医者高贵人格的呈现。

著名妇产科专家林巧稚在求学的时候，一次考试中有一道这样的考题：每天从宿舍步行到教室都会经过一条路，那里有位扫地的阿姨，请问她叫什么名字？

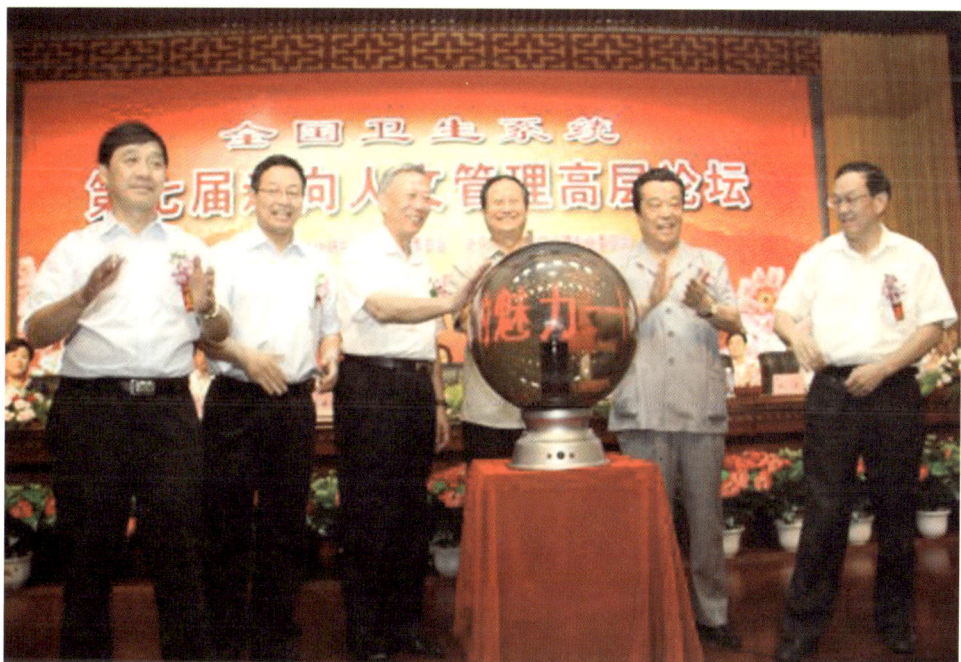

高金声教授主编的《医院的魅力——医院文化20年》正式发行

喜欢穿什么衣服？平时有什么爱好？当时有很多学生只顾着完成前面的知识性题目，对于最后这道题目都不重视或者答不上来。老师公布成绩时告诉大家最后这题占了考试总分的 50%，如果答不上来，就算之前的题目都做对了也是不及格的。林巧稚后来提起这件事时说："我现在明白老师当时的用心就是要我们了解人。"

美国哈佛大学有座爱默生楼，在楼面上有一行英文字写着：什么人让您最难忘？有人就问哈佛校长：您的答案呢？校长回答：我认为一个关心人、理解人、尊重人的人让人最难忘。

北京大学口腔医学院余光岩教授到欧洲考察时，看到英国医生查房时的情景，"无论医生的资历和年龄，推门的动作都是一样地轻。见到病人必定是主动伸出手，握住对方那双急需得到帮助的手，道一声问候。就这么一个平常动作，彼此的距离一下子就拉近了。接下来，医生开始询问病情、与病人交谈，医生毕恭毕敬地俯身屈膝，最终膝盖顶在床前的地毯上，这时刚好与病人的目光平视，这与我们国内的情况大不相同。"这种平视，真正体现出医者的精神气质。作为医务人员，我们只是以自己掌握的知识和技术给予患者一定的帮助而已。这是我们的职业所为，不应有任何优越于别人的想法。纵观世界，许多医学同行有很高的社会地位，但他们在病人面前永远是那么谦恭、尽职。相比之下，看看我们周围，总有些人自以为是，对普通百姓态度冷漠。有些年轻医生本领还不行，但架子已经很大了，实不可取。

这里我举一个反面的例子。我国著名的建筑学家林徽因，曾经参加了我国国徽的设计和人民英雄纪念碑的设计。新中国成立初期，她和丈夫梁思成积劳成疾，两人几乎同时住进北京的一家医院。医院把他们分别安排在隔壁的两间病房，以便有个照应。一段时间后，林徽因由于肺部大面积感染病情加重，有天深夜，她好像对自己病情的恶化有所预感，强撑着身体唤来值班护士，提出想见一见就住在隔壁的丈夫。没想到，这个要求竟被这位年轻的护士拒绝了，理由是：天太晚了，有什么事情明天再说。但是谁能想到，第二天凌晨，林徽因女士竟然没能与丈夫相见就与世长辞了。亲人之间相互诀别的机会失去了，托付事业的机会失去了！这个事例告诉我们，不管是医生还是护士，都必须意识到自己承担着为患者提供人文关怀的使命，要充分了解病人的病情、理解病人的心理。

一位敬业而又善良的医生，在病人的心目中就如同危难中的拯救者、黑暗中的一盏明灯。从这个意义上说，医者应该是善于体察患者内心，体贴入微，同时又能极其谦卑地对待他人的人。这就不仅要在职业生涯中修炼自己，还要在日常生活中不断打磨自己。希望年轻朋友们能通过接触社会，通过广泛的社会活动，通过读书阅读，获得很多社会知识、人文知识、历史知识，不要把很多时间浪费在一些"逗笑"的影剧上，多读好书，多接触有修养的人。从平日的助人为乐开始做起，乘坐公交车为需要的人让座，开车时注意文明驾驶，日常生活中照顾弱者和困难的人。要在日常生活中培养自己成为一个好人，这样回到医院才能成为好的医务人员。

苏格拉底曾说过：未经审视的生活是不值得一过的，人要经常反思自己，审视自己，只有清楚地认识自己才能成为有追求的人。我建议朋友们可以养成记日记、周记或者半年记的好习惯，一个人如果没有长期审视自己的意识，如何拥有人文情怀？护理工作者黄人健这样说：优雅的行为和善良的语言是治疗疾病的一剂良药，医者不仅要有精湛的技术，而且应当具有高雅的气质和美好的心灵。一个善良的人、讲科学的人、善于理解的人应从气质上表现出来，让病人、生活中的人尊敬。

最后，我想引用北京大学的医学专家说过的一段话作为小结：医之集大成者，初叩医门之时，无不自稻粱谋始。本为衣食而来，然不自觉走上修道之路后，贫病唤醒了良知，创痛激起了爱心和同情，权贵激惹出憎恶。于是善生。此时方能领悟，"至善"乃为医者修身之道。"至善"是医生在职业修炼所应追求的一种完美的境界，一种崇高的境界。

（厦门市医学会白璐整理）

医学人文——心灵治愈之道

中国医师协会会员部主任　李明霞

【人物名片】

李明霞，内科主治医师，硕士（MBA），中国医师协会会员部主任，全国医师定期考核人文医学编委会主任委员，"中国医师人文医学执业技能培训体系"主要设计者。中国医师协会人文医学执业医师培训体系培训导师，组织并担任中国医师协会人文医学执业医师培训

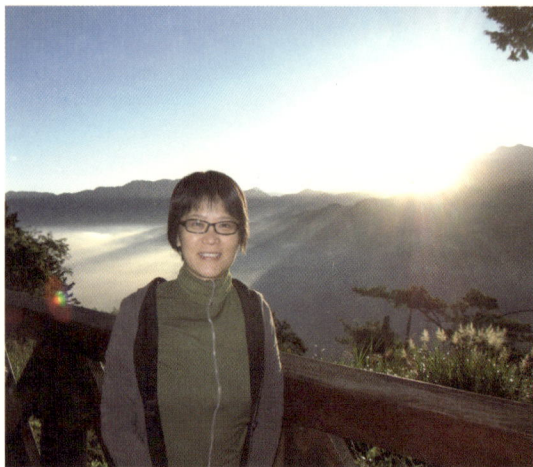

李明霞主任

体系考核标准制定和考核、阅卷工作，组织并参与全国医师定期考核人文医学专业的考纲制定、题库建设和教材编写工作。出版《医患沟通概论》（主编，人民卫生出版社）、《医患沟通》（副主编）等著作，在《医师报》发表《临床工作，不能忘了"人"》《临床中应重视患者的生病体验》等文章。

一、医生之苦

曾经在网上流传着一个段子，形容医生这个行业的苦衷。"起得比鸡还早，睡

得比贼还晚……早起、晚睡，担惊受怕，没饭点儿，不着家、顾不上娃，加班不补休，入行难退行，打不能还手、骂不能还口，医生学法、病人学医，认真工作在病房，防被找茬进牢房，诸如此类的所谓鸡肋生活。……"医生自述，因工作忙碌疏远了自己的家庭，我们给予了病人很多却不被理解，面对现实，在内心深处时有充满无法排解的困惑、悲伤、愤怒的情况。我们有必要承认医师在辛勤劳累工作之余，内心存在着很多痛苦。当医生压抑痛苦、困惑、忧伤、恐惧和愤怒的时候，也压抑了体验安宁、爱、同情与热情的能力。麻木的情感就像退化了的肢体一样对医生的健康也会造成威胁。近日网络新闻报道，一个月有三个医生因工作劳累倒下，有的甚至倒在了手术台上。分析造成以上医师心理之苦的原因，还要从医学的本质和医生的角色说起。

二、人文与人际关系

医学的最大价值是给人类带来健康，医学是一门社会科学与自然科学交叉的科学。细胞病理学的创始人魏尔肖早在 1849 年就提出"医学本质上是社会科学"的论断。他一方面肯定了医学的自然科学性，另一方面指出了医学的人文社会科学属性。医学的精髓在于它的文化价值，即医学所具有的人文属性。

《易经》贲卦的象辞上讲："刚柔交错，天文也；文明以止，人文也。观乎天文以察时变，观乎人文以化成天下。"其意是说，天生有男有女，男刚女柔，刚柔交错，这是天文，即自然；人类据此而结成一对对夫妇，又从夫妇而化成家庭，而国家，而天下，这是人文，是文化。"观乎天文以察时变，观乎人文以化成天下"。人文与天文相对，天文是指天道自然，在自然界中，人要观察、遵循天道自然的运行规律，适应发展规律，才能与大自然合拍，相互之间产生良性互动影响，营造山与大自然和谐的环境。人文是指社会人伦，在社会中必须把握现实社会中的人伦秩序，以明君臣、父子、夫妇、兄弟、朋友等关系，在不同的关系中，人们认清在不同的人与人关系中的不同角色，各归其位，使人们的行为合乎角色本质要求，合乎人性，合乎文明礼仪。如《大学》所言："为人君止于仁；为人臣止于敬；为人子止于孝；为人父止于慈；与国人交止于信。"人由内心认可角色定位而生于外的文明礼仪，并由此而推及天下，影响社会，以成"大化"。如果天地失其序，则天崩地裂，地震海啸，自然灾害出现以求内在平衡，寻求各自归位，回归天地朗阔澄碧悠然之境。如果人心失其序，对角色定位不清不明，则人内心产生混沌、无明，人与人之间产生矛盾，生活出现痛苦，社会出现不稳定。"观乎天文以察时变，观乎人文以化成天下"，察天文明人文，皆是为了自然与社会的和谐，人类的幸福。

医患关系是目前的热门关注话题，无论是医疗圈内圈外都在提医患矛盾，要创建和谐的医患关系等等。医患关系不和谐，对医生的心理和生活也造成了很多困扰。一边是患者和家属不满，要求得到更多关注，更多体贴，能够少花费，治好病。一边是医生不满，要求得到更多理解，更多支持，医务繁忙，身心俱疲，何日能享受到真正的职业快乐？医生很辛苦，很无奈。曾有心理学家说过，人的心理出现问题，皆是因为关系问题。人与人之间的关系状态，用《道德经》第十七章来描述形容，则如如下状态。"太上，不知有之；其次，亲而誉之；其次，畏之；其次，侮之……""太上，不知有之"。太上，不知有之者，太上以道在宥天下，无为无迹，唯一道之流行。民之相与忘于道，如鱼之相忘于江湖……百姓沐其泽而不自知，被其化而不自觉；执大象，天下往也。故处上而下不知有之也。此种状态在天地，则为"天何言哉？四时行焉，百物生焉……地何言哉，万物生焉！"道行其中，如阳光普照，朗月当空，万类各归其位，各尽其职，在人与人之间，是一种自然的状态，与天地相融，和谐共生。"其次亲之"，迄乎道衰德失，不可望于无迹无为，下降而揭櫫以仁义以为治……此行仁于天下也，故百姓皆爱戴而归之，亲仁而附之，如赤子之就慈母。……以有心为仁，以要百姓也。人与人之间的关系，如果不明"道"，不知"道"，道衰德失，以仁义礼智信的信条理念来要求。此时，人与人之间的关系还是仁爱、崇礼，内心有礼制来约束。"其次誉之"，世风日衰，徒仁不足以为治，便再降而以义制之，愈有为矣……此行义于天下也，故百姓皆感德而誉之，歌功而颂之。人与人之间具有应有的人之常情，铁肩担道义，民风尚暖。从事高尚职业的人，拥有着职业的崇高感、职业使命感，在职业行为中以义人格要求自己。"其次畏之"，世风再下，徒以义制亦不足以为治，便又降而唯有以礼法范之，以刑政齐之矣。所谓"导之以德，齐之以礼"，与"导之以政，齐之以刑"者是。于是便唯有舍道德而用智慧，舍仁义而用权力……使民知畏之而有不敢为。这时的人与人之间已缺失基本的信任，靠人的自觉自省自律已不足以维持信任关系，需要靠法律、刑政来约束其行为。"其次侮之"。严罚重刑亦不足以为治，愈干涉而愈烦扰，愈禁制而愈纷乱……道德不行而仁义彰，

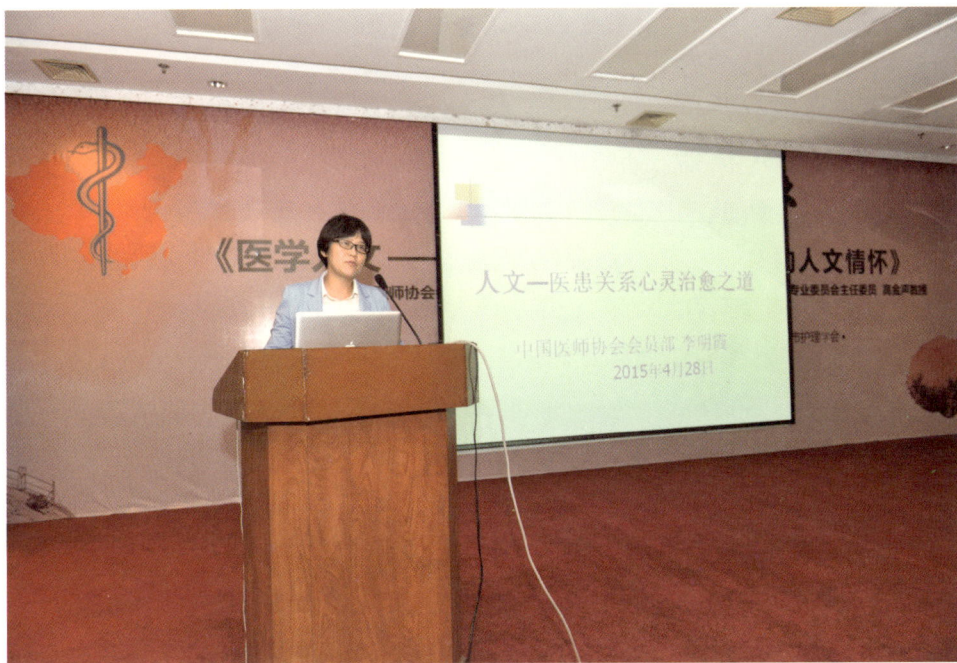

中国医师协会李明霞主任在厦门人文讲坛演讲

仁义不行而刑政作，刑政不行而暴乱起，是愈有为而世愈乱。这里所说的道德，不是条款内容，不是禁令要求，不是外在的文字表现，而是发自人内心深处的一种自觉自愿遵从的东西，是人文在人心中的活现。正如韩愈在《原道》里所说，"足乎已，无待于外之谓德"。德生自内心，发自内心，是人内心丰盛富足之状态，体现在一言一行中，体现在与人交往中，体现在每一个选择与决策中……人文关怀，即是道与德在人际关系中的彰显。在人与人关系中，视道与德是否存在以及是否由道与德在滋养、润泽着交往着的人而决定了其状态。

三、医学人文核心——成为"爱"，心灵治愈之道

医患交往中，医患各自有着不同的角色定位。医生对病人及医生自己的角色定位的认识和情感认同会极大地影响其诊断、手术和与病人交流的方式。每个角色都有着对角色本身的道德要求。医生作为一个职业，有对从事这项职业本身的

人员的素质要求。曾有人用"悬壶济世"来形容这个职业，也有人用"医生是拿了上帝执照为人们看病的人"来形容从事这个职业的人。对生命缺乏挚爱，缺乏同情心和共情能力，处理临床医疗工作苛求严缜而忽略热情。这是我们的医学教育多年来未能解决的问题。成为医者，首先要成为一个有着同情心、有共情能力的人，一个心中有道、有德的人。同情心、共情能力源自一颗爱心。"医乃仁术"，仁者，爱也。曾有位大师这样形容："如果我们不能爱，我们就永远不可能深思、专注，我们也永远不可能体恤。你明白什么是体恤别人吗？譬如你看见路上有一颗尖锐的石头，许多双赤脚从上面走过，你把尖石移开，不是因为有人要求你这么做，而是因为你能体会那些人的感觉，不管那些人是谁，也许你永远不会再碰到他们。"从事医生工作首先要成为一个有爱的、有同情心和共情能力的人，同情心和共情能力的表现首先要从关爱自己做起。那是心中的道与德的起源。了解自己，清楚自己的内心世界，是否已在苦中，情绪之苦。就如生活中的很多抱怨、不满、愤怒等等，都是心处于苦中的一些表现。一个行为不仁慈、思想言语都不美善的人，必定受着许多痛苦。观察体验隐藏在内心的情绪，明白自己的痛苦，可以帮助自己敞开心胸，理解自己，平复情绪，并能转变心情和生活。仔细观察体验，清除心理障碍，使得我们充分地成为我们自己。

成为一个具有爱心的人，如果别人没有以爱来回报，也不会觉得很受伤害。理由很简单，因为只有变成爱的人才能够爱，我们只能够给予我们所拥有的。人文之道，即成为爱之道。爱的能量既能赋予医生力量，也同样会传递给病人。也许，最终我们会体验到台湾星云大师提到的八大感受：春天，不是季节，而是内心；生命，不是躯体，而是心性；人生，不是岁月，而是永恒；云水，不是景色，而是襟怀；日出，不是早晨，而是朝气；风雨，不是天象，而是锤炼；沧桑，不是自然，而是经历；幸福，不是状态，而是感受。

医学人文，医患双方治愈之本。医者，回归角色本身，明乎心中之道，之德，活出心中的道与德，从心中的和谐到关系的和谐，至事业的成功与人生的幸福。学习感受医学人文，并不是使我们要有所得，而是让我们发现我们本无所缺。

人文医院建设的创新与实践

南京大学医学院副院长　丁义涛

【人物名片】

　　丁义涛，外科学教授、博士生导师，南京大学医学院副院长、南京大学医学院附属鼓楼医院院长、普外科学科带头人，南京大学肝胆研究所所长，国际肝胆胰协会资深会员，中华器官移植学会常务委员，中国医师协会器官移植医师分会副会长、中国研究型医院学会副会长，江苏省医学会副会长，《中华器官移植杂志》等刊物编委，发表论文、著作300余篇（部），获部级、省级科技进步一等奖等13项。先后荣获首届中国医师奖、中国医院管理突出贡献奖与全国优秀院长、全国卫生系统先进工作者、全国百佳医务工作者、国家级有突出贡献专家、南京科技功臣、南京十大科技之星等称号。

一、人文医院建设的背景

　　中华文明五千年，是世界文明的发源地之一。30多年的改革开放，我们在经济领域取得巨大成就，但是社会机构的公信力遇到了极大的挑战，道德滑坡现象严重，医患关系紧张的局面使得医务人员在尖锐的医患矛盾中频频遭受伤害。当前，我国公立医院的发展最缺少的不是资金、技术、人才，而是人文精神，我们必须以新的高度、从战略的视角重新思考这个问题，这对于医院的管理者以及医务人员是十分必要的。面对大医院人满为患、社区医院遇冷、伤医事件频出等医疗问题，我们应当清醒地认识到，对文化失去信心，人文价值体系发生混乱，才是我们当前最大的问题。

当前医院发展最大的空间不再是建筑高低和面积大小，而是看不见的精神空间和技术创新。特别需要强调的是，技术创新可能领先对手几个月，流程创新可能领先对手几年，但用创新的方法培育人文精神却

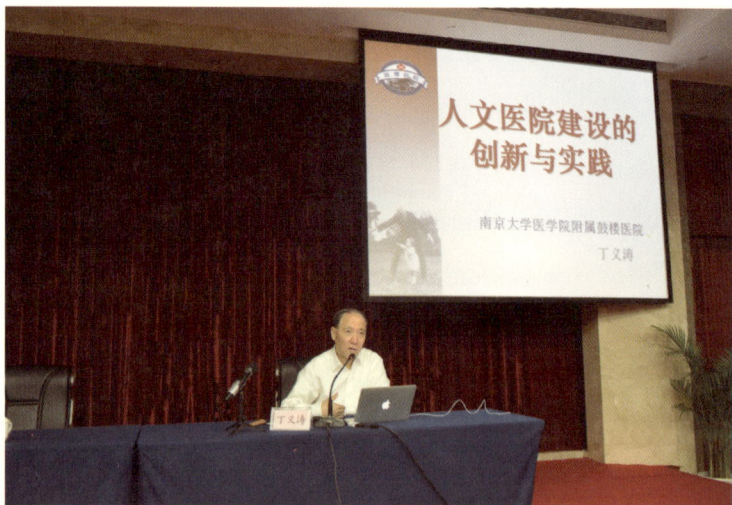

丁义涛教授参加厦门医学人文讲坛作专题报告

可以领先竞争对手一辈子，所以目前我们最需要的是加强文化建设。近年来，党中央、国务院明确提出建设文化强国，培育和践行社会主义核心价值观。对于医院管理者来说，文化管理正是医院管理的最高境界，目前大部分医院都是依靠制度管理医院，而把文化作为管理手段其实才是管理的最高层次。小企业依靠经验管理，大企业依靠制度管理，特别优秀的企业则通过文化来管理。

文化在管理上的作用绝对不是虚无缥缈的，观念和文化的东西不能改变世界，但它可以改变人，而人是能改变世界的，通过文化实现理念的转变，而理念的转变是最根本的转变。下一步医院的改革应当在人文医院上多下功夫，文化建设的最终落脚点是尊重和激励医务人员，提高全体员工基本素质，打造共同价值观，而人文又是我们在文化建设中的核心和精髓。由于医学工作的特色和对象极具人文性，医学的首要特征就是高度的人文性，随着医学的发展和社会的进步，人们对医院的要求已经不局限于满足医疗的结果，更注重医疗的全过程，给病人看病，光治愈疾病是不够的，还要关心他们的心理变化，因此医疗卫生行业特别需要人文精神，相较于我国台湾、香港地区，我们大陆医院普遍缺少文化内涵和人文精神，医务人员缺少人文价值观。所以我一直呼吁医学必须回归人文，我国几位著名的医学大家如吴孟超、钟南山、樊代明等就曾联合提出《促进临床医学人性化的十点倡议》，呼吁广大医务工作者提倡医学的人性化，因此创建人文医院势在必

行，也是医改下一步需妥善处理好的问题，呼吁广大医务人员提倡医学人文精神。

二、医院文化的创新——以南京鼓楼医院为例

传承是文化延续的根基，文化在传承的基础上才能发扬创新，才能获得新的生命力。关于医院的文化传承，可以结合南京鼓楼医院的历史做一些详细的介绍。南京鼓楼医院创始于 1892 年，距今已有 120 多年历史，医院创院初期就强调"仁爱"的理念，战争时期坚持发扬"仁爱精神"，救治了很多百姓。新中国成立后，鼓楼医院历任院长都坚持仁爱的宗旨，一个个感人的故事无不闪耀着"敬畏生命，忠于职业"的精神。为了更好传承历史和人文精神，2005 年南京鼓楼医院开始建设历史纪念馆，2007 年建成中国首家西医院历史纪念馆。历史纪念馆建成以来接待本院 3000 多名员工学习，接待千余批次万余人次的国内外人员参观，成为鼓楼医院人文精神传承的宣传阵地。

（一）创新医院改革模式，推动公益性建设

鼓楼医院 1996 年组建中国大陆最早的大型医院集团——南京鼓楼医院集团。2002 年与美国 IBC 公司合作，组建宁益眼科中心，探索中外合资共同办医，并通过医联体模式、集团化模式、联合办医模式成功打造了一批具有高水平的医疗品牌。2003 年鼓楼医院通过联合办医模式，帮助宿迁市人民医院进行改制，取得巨大的成功。鼓楼医院通过施行法人治理，依靠理念帮扶、管理帮扶、技术帮扶三个帮扶，积极打造基础设施建设平台、人才建设平台、文化建设平台、公益性建设平台，改革人事和分配两大机制，移植技术打造品牌专科，建立和培养人才队伍，导入专业化的管理模式，加大资金投入，改善硬件建设，打造医院特色文化，全面提升服务水平等一系列举措，帮助宿迁市人民医院快速提升了医疗服务水平。翔实的数据充分展现了帮扶后的效果，各项医疗指标大幅度提高，高学历医学人员逐步增加，经济效益大大增加，医疗技术水平不断提高，科研工作取得突破，医院取得了良好的社会效益，获得了高度的评价，为"医联体"模式提供了经验借鉴。

（二）创新人才培养、学科建设模式

医院建设的两项重点任务：一是人才培养，二是学科建设。最优秀的人才是培养出超过自己的人才，特别要处理好引进人才和培养人才的关系，发挥好人才的作用，建立有利于人才成长的竞争机制。鼓楼医院施行了科主任竞争上岗和综合目标责任制；改革分配制度，加大向一线倾斜的力度；改革人才引进流程管理，关心人才，营造良好的人才成长氛围和宽松的环境；建立科研激励机制，完善科研平台建设，加强科研部门硬件建设，学科上打破格局，资源重组；加强重点专科建设，建设优势学科。

南京鼓楼医院有几个独具特色的学科建设模式，如"一壮模式"、"西进模式"、"东进模式"等，拥有风湿免疫科、胸外科、神经外科等一大批优势学科。

医院的管理者要有创新的思想、创新的思维，可以推动个人的成长、学科的建设、医院的发展。

（三）创新人文医院管理模式，打造统一价值观

鼓楼医院 2004 年在全院创新开展人文医院建设，通过开展全院价值观调查，

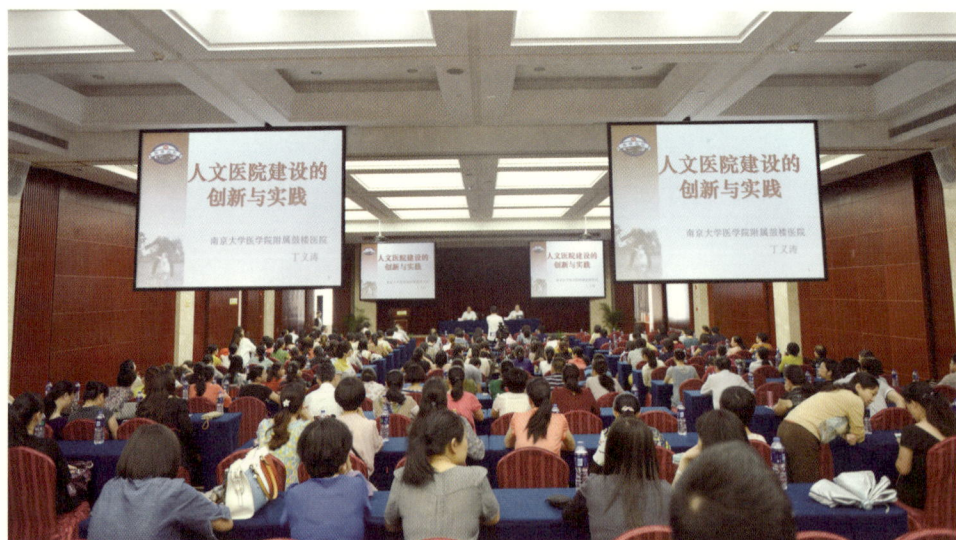

丁义涛教授的精彩报告博得大会热烈的掌声和好评

提出建设人文医院构想，培育病人至上、以病人为中心的人文医院精神，建立以人文关怀为主的管理手段，在医院内部形成良好的理解人、尊重人、满足人、发展人的人文环境，激发员工的人文道德关爱，塑造以解除病人痛苦为最高服务宗旨的服务理念。鼓楼医院每年在院内开展"人文关爱主题年"文化建设，明确人文医院建设的重点目标，初步构建了人文医院建设及考核评价体系；积极渗透"全人教育"的理念，通过医学社会学、文学、音乐美术、医学人文、人类学等培育医务人员人文素养，同时，医院通过加强干部队伍管理培训，推行职能部门精细化考核，实现了由传统管理向现代化、信息化管理转变，由被动式、单一性、统一化的服务模式向主动化、多样化、人性化的服务模式转变，医院的考核评价由过去的等级评价转变为以病人的满意度评价为标准。

鼓楼医院还积极承担相应的社会责任，开展慈善救助、对口支援，帮扶特困地区医院建设，使鼓楼医院人文医院品牌影响初现。近年来，鼓楼医院提出建设国内最好的人文医院，挖掘与传承历史人文精神，建成国内首家西医医院历史纪念馆，构建了具有鼓楼医院特色的人文医院管理模式，创新性地建立并实践了人文医院标准及考核评价体系，推动了医教研全面发展，为我国人文医院建设提供了有益的示范。

（四）医院建筑突出人文性

医院建筑与其他建筑相比更具复杂性、专业性、特殊性，医院建筑的规划与发展必须与医疗本身相结合，必须与医院的需求和发展相结合，而人文始终是永恒的生命线。公立医院建筑要突出人性化、智能化，现代建筑与古建筑相互交融，要做好古建筑的保护。历史的印痕积淀医院成长的根基，现代化建筑与设施赋予医院发展的活力，精益求精是医务人员矢志不渝的追求，人文关怀必将塑造明天新的辉煌。回顾医院的变迁与发展，我们改变的是建筑的面积、设施，提升的是医疗技术和医疗服务，不变的是无损于患者为先的人文情怀，以及精益求精的医疗品质追求，人文医院建设是医疗卫生改革的需要，是历史赋予中国医院发展的需要，是我们服务患者、服务广大群众的需要。

（厦门市医学会黄涛据讲座录音整理）

好医者的标准是什么

杨叔禹

【人物名片】

杨叔禹，医学博士，中医主任医师，教授，博士生导师，享受国务院政府特殊津贴，卫生部有突出贡献专家。现任中华中医药学会糖尿病分会主任委员，中国医师协会人文医学专业委

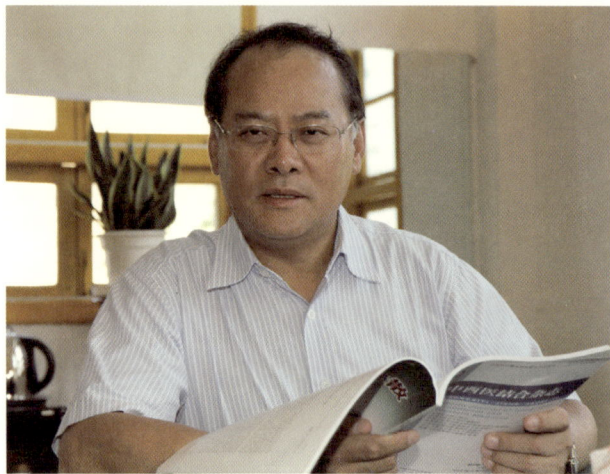

杨叔禹教授

员会副主任委员，厦门市卫生计生委主任，厦门市糖尿病研究所所长，厦门市医学会会长。

从医 30 年，擅长糖尿病及糖尿病慢性并发症如糖尿病肾病、眼底病、周围神经性病变的诊治，肿瘤病人术后及放疗、化疗后的中医调理，亚健康状态如睡眠障碍、便秘、自汗、盗汗等的中医调理等。先后主持国家自然科学基金等各级各类科研课题 20 余项，多次获得省部级科研成果奖项，发表 SCI 及核心期刊科研论文 50 余篇。培养博士后研究人员，博士、硕士研究生 40 余人。荣获中国医师奖、厦门市科学技术重大贡献奖。

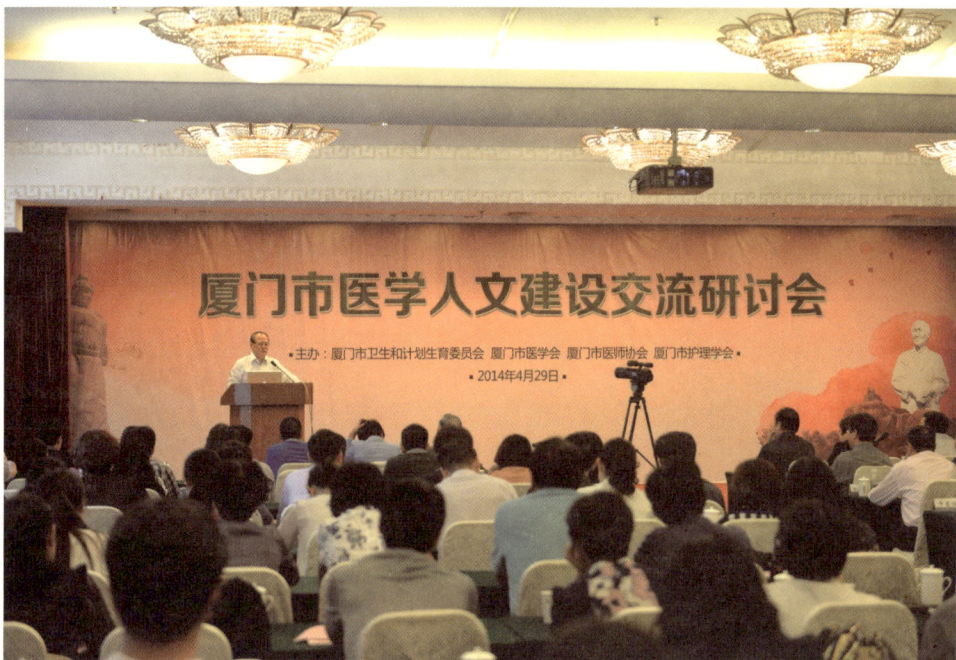

杨叔禹主任在全市医学人文建设交流研讨会上讲话

病人期盼好医者，社会需要好医者。那么，什么样的医者才称得上是好医者呢？这涉及好医者的标准。

这些年来，我们对好医者的标准有点茫然。

其实，在我们周围，有很多优秀的医务工作者。他们有的医术水平高，在临床上能够解决疑难重症；有的服务态度好，对待每位病人都能不厌其烦，和蔼可亲，让

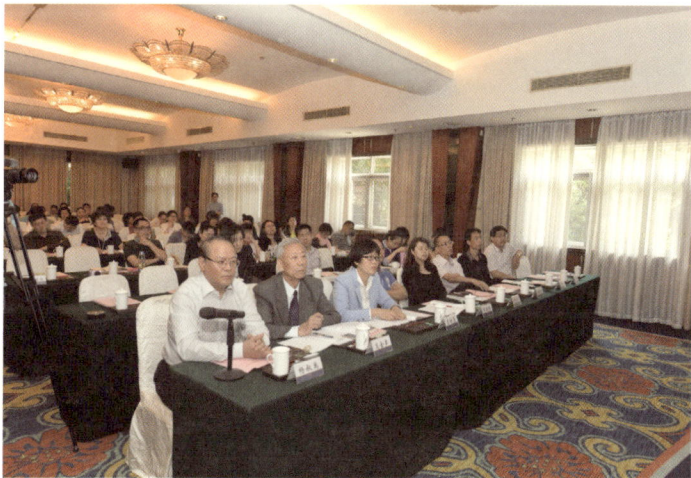

杨叔禹主任出席全市医学人文建设交流研讨会

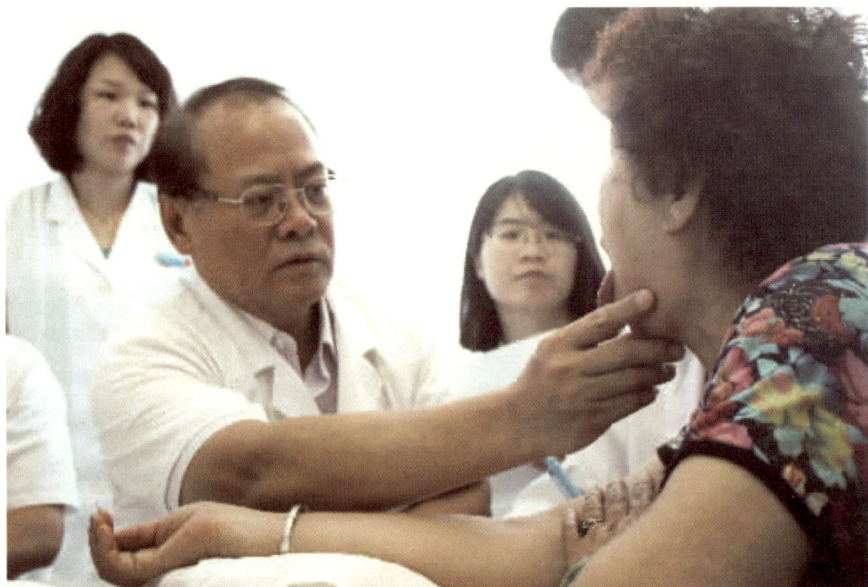

与病人沟通，关心病人，体贴病人

病人如坐春风；有的学术水平高，理论功底扎实，撰写诸多著作与论文；有的知识渊博，教学能力强，循循善诱，培养了很多医学生。这些都是好医者。

但是，我们也看到，在医务界，有少数医者沉迷于追名逐利。有的过分追求论文、科研课题数量；有的年轻人不尊重师长，不尊重同行，贬低别人，抬高自己；有的在诊疗过程中，谋求个人私利。诸如此类，在我们的队伍当中时有发生。究其根源，与我们对医者的考评体系、晋升要求等因素有关系。

当前，医务人员的晋职、晋级往往需要考核论文与科研课题数量、获奖等级等指标。这使得一些医者，尤其是年轻的医务人员，跟着这个"指挥棒"在奔忙，导致过于看重科研，追逐学术上的虚名，反而忽略了一名医者的本分。

医者的本分是什么？ 就是治病救人。正如儿科学家周华康所说：临床临床，就要亲临病床。一名好医者，首先要以病人为中心，关心病人疾苦，把病看好、治好。在尽医者本分的同时，如果能做些与临床贴近的科学研究，带教学生，撰写论文，当然更应该嘉许。

那么，好医者由谁来评判？ 应该由同行、病人来评判。同行是最知根知底的，而病人对医者的感受是最真切的。

我们都知道，医者无法解决所有的疾病问题，更多的是关心病人，体谅病人，正如特鲁多医生的墓志铭写道："有时去治愈，常常去帮助，总是去安慰。"在诊疗过程中，往往医者的一个动作就有可能影响到病人的情绪，

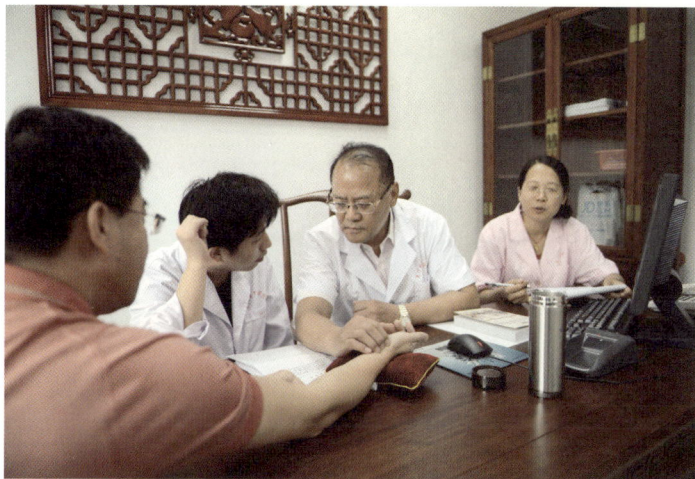

真正的好医者是让病人信赖的

乃至疗效。我们在临床上也常看到，同一位病人，在不同医生的治疗下，疗效不尽相同，甚至相去甚远。有的医者能够读懂病人，鼓励病人，帮助病人树立信心，得到病人的信赖与配合；而有的医者虽然医术也不差，但是由于不注重与病人的沟通，不注意体察病人的疾苦，只盯着那些检查单、图片，忽略了病人的心理感受和需求。

古今中外的名医大家都注重人文修养、人文修炼。西方医圣希波克拉底有句名言："医生有三大法宝，第一语言，第二药物，第三手术刀。"他把语言放在第一位。语言是倾听和打开心灵的钥匙，语言也是不容忽略的治疗手段。中国古代大医学家孙思邈也提到："上医医国，中医医人，下医医病。"好医者是把人看做一个整体的，"只看病不看人，只见树不见林"的医者是下医。这些都强调了医者要理解病人，尊重病人，关心病人。病人身心得到了安慰，才会更加信任医者。所以，我们认为，真正的好医者是让病人信赖的，甚至喜爱的。

好医者一方面要精通医术，一方面也要懂得人文和人情，正如张孝骞、林巧稚等一代医学大师一样。当前，我们对医者的评价体系尚在完善的过程中，我们每一位医者都应当把学会如何与病人沟通，关心病人，体贴病人，作为好医者的必修课去学习，去掌握。

对全面加强护理人文建设问题的思考

厦门市护理学会理事长
厦门大学附属中山医院主任护师　　张锦辉

【人物名片】

　　张锦辉，主任护师、硕士生导师、中华护理学会门诊护理专业委员会委员、福建省护理学会管理专业委员会副主任委员、厦门市护理学会理事长、厦门市护理质控中心主任、厦门大学医学院护理系副主任、《中国护理管理》及《护理学杂志》编委，厦门大学附属中山医院护理部主任。

　　在医疗卫生事业的发展中，护理工作在促进患者康复、减轻痛苦和构建和谐医患关系等方面一直发挥着不可替代的作用。近年来，在业界和学界的共同努力下，护理专业发展取得了长足的进步，各级卫生行政部门对护理工作的重视日益凸显，护理新思维、新内容、新方法不断涌现，特别是优质护

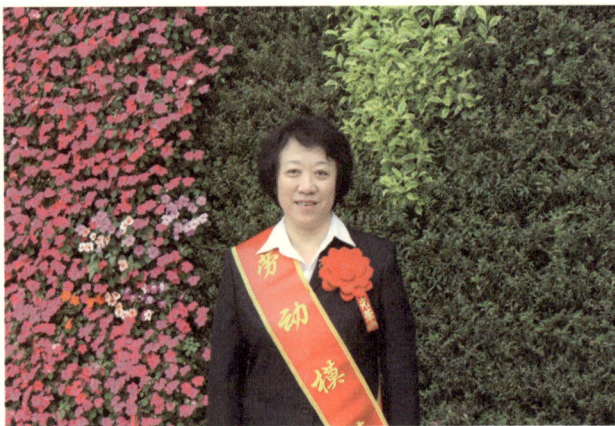

推行优质护理服务示范工程获肯定，张锦辉主任护师被评选为厦门市劳动模范

理示范工程活动开展以来所取得的成效被社会所认可。其中，关于护理人文建设问题的讨论正逐渐成为新的焦点。对于护理而言，人文关怀是其核心和本质。因

此，全面加强护理人文建设成为进一步构建和谐护患关系、提升护理质量、保障病人安全、促进护理专业发展的关键。全面加强护理人文建设，主要应该集中在以下三个方面：

一、护理工作中的人文建设

2011 年，卫生部颁布实施的《中国护理事业发展规划纲要（2011—2015年）》中着重指出："十二五"期间，护理事业发展的一个主要任务就是继续以"优质护理服务示范工程"活动为平台，深化"以病人为中心"的服务理念，全面推行责任制整体护理服务模式，加强内涵建设，为患者提供全程规范化护理服务。要实现这一任务目标，我们必须重视并加强护理工作中的人文建设，将人文关怀真正融入对患者的护理服务中，关注病人就医感受，变被动服务为主动服务。

这实际上对护理工作提出了极高的要求，也让我们有机会回归到护理的原点，重新去审视护理工作。护理绝不只是简单的技术操作，而是一份需要我们投入情感的工作，是体现人性的职业，是造福社会、惠及千家万户的崇高事业。只有我们全身心地投入，人文关怀才能渗透在护理工作的每一个细节中，再透过每一个

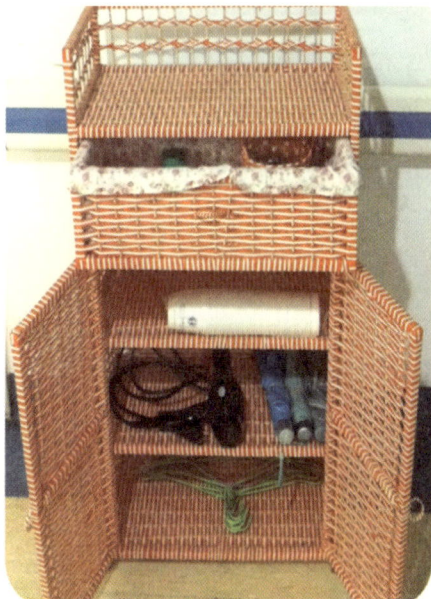

充满关爱的便民箱

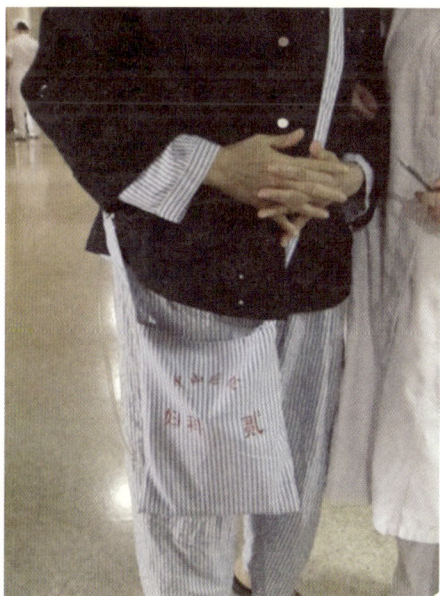

让病人有尊严的治疗——引流袋挎包

细节体现出一份关爱，让病人感受到被尊重。如对病房环境的布置，舒适便利的设施、色彩柔和的墙壁、柔软轻便的被品、生机盎然的摆饰，都有可能减低患者因病痛带来的恐慌、不安及痛苦，能够让患者感受到几分家一般的温馨。护士应注重礼仪，整洁的着装、热情的态度、良好的沟通、专业的指导，都会让患者感受到朋友般的礼遇。

同时，护理工作必须充分意识到患者的个体差异，尽可能收集患者的各种资料、分析患者存在的不同问题，并据此来制定护理目标以及采取相应的护理措施。在护理的整个过程中，护士除了要为患者提供必需的诊疗技术服务之外，还要经常与患者及其家属进行交流，了解患者在各方面的需求，尽可能去帮助和满足患者，通过沟通尽量疏解患者在住院过程中出现的各种负面情绪。有时，患者无法准确描述或正常表达，护士就要凭借丰富的临床经验，通过细致的观察，从患者的表情、体态中读懂他们的需要和渴望，并能不遗余力地满足他们的需要，哪怕是极其细微的小事，递水、洗头、洗脚，护士真心将患者视为亲人。护理工作中的人文建设就是要在日常工作的点滴中营造出充满关爱的人际氛围。

在新的护理模式中，护理完成了由单向性到双向性的转变。患者不再是被动接受的一方，应该积极地参与到护理工作中。护患之间相互配合，相互信任，以积极的心态共同完成治疗与护理。护士耐心解答患者对用药、治疗等各个方面的问题，消除患者的疑虑，并做好护理健康指导，为患者提供专业的预防保健知识，改变患者不健康的生活行为方式，使患者能以积极乐观的态度和行之有效的方法正确对待疾病和健康问题。

人文关怀要体现在护理的全过程中，患者出院并不意味着护理工作的结束，为实现护理的连续性，还可以建立回访制度，特别是对于一些心脏病、高血压、糖尿病等慢性病患者，使他们在出院后同样可以得到护士的关心和帮

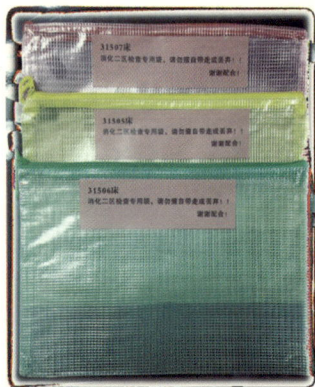

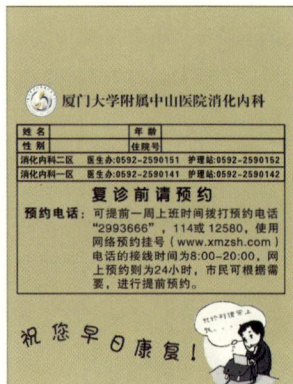

细心的设计——病人材料专用袋、复诊预约袋

助。我们在充分利用现有资源的基础上，勤于思考，不断创新，只要用心、用爱，就能打造出优质的护理服务。

二、护理管理中的人文建设

如果说护理工作中的人文建设要以病人为中心，那么护理管理中的人文建设就要以护士为中心。随着护理模式的转变，对护理工作的要求不断提高，管理者在完善医院护理管理体制和运行机制、建立规范的护士管理制度的同时，必须清醒地意识到，提升护理质量，让患者得到最优质的护理

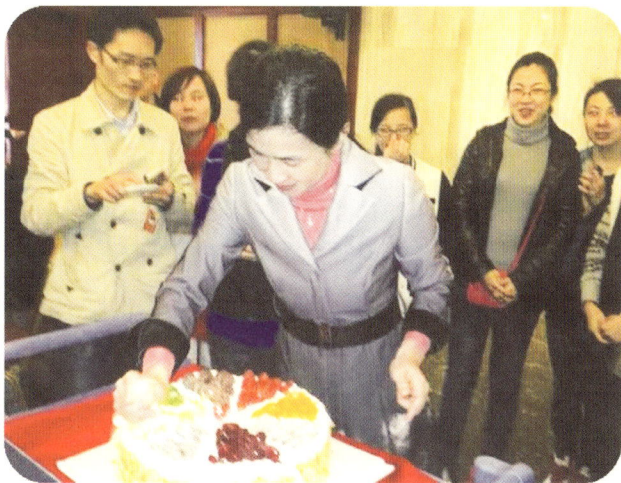

在护士生日之际，送上同事们的祝福，不一样的温馨

服务，离不开护士的努力和付出，关心护士就是关心患者。

如何让护士在关爱患者的同时，也得到应有的关爱，这是值得医院管理者深入思考的问题。尽管近年来我国的护理事业取得了长足的发展，但是许多医院的床护比与一些医疗水平较为发达的国家和地区相比，仍有较大的差距。护士的工作强度之大，常人往往无法想象。同时，她们还要面临业务考核、职称晋升、进修学习、家庭生活等诸多方面的问题，而这些问题使护士的身心长期处于疲惫、烦躁、无助的状态。

医院管理者应该充分认识到这些实际存在的问题，实施人性化管理。管理者要为护士做好服务，让护士感受到领导对她的关怀，护士才会保持积极健康的心态为患者服务。为护士服务，需要管理者深入了解护士的生活状况，关心护士的个人生活，了解她们的个人情况，尽量帮助护士排忧解难，解除后顾之忧，让护士能够全身心地投入工作当中。

管理者要对每位护士的具体情况了如指掌，做到知人善用，人尽其才，尽可

能将她们安排到能够充分发挥其能力特长的岗位上，实现能岗匹配，并为每一位护士制订职业生涯规划，设计出合理且可行的发展方向，明确目标，使每位员工都有为实现自我价值而工作的动力。

护理管理需要护士的直接参与，管理者要鼓励护士在工作的过程中，通过自己的实际操作，与患者进行沟通，养成观察和思考的工作习惯，创造性地开展工作。对护士提出的合理化建议，管理者要倾心听取，并给予足够的重视。对护士提出的意见，应保持良好的互动。正确的意见要虚心接受，认真反省，及时纠正工作中的失误和偏差。反之，也应及时做出反应，让护士感受到被尊重。

护理管理必须做到以人为本。用爱做管理，以戒为制度。只有让护士感受到被关爱，这个组织才有凝聚力，护士才会爱洒病人。管理活动要围绕着激发和调动护士的主动性、积极性、创造性而展开。规章制度的制定和各项活动的开展要确实能够起到提升护理质量、推动护理工作发展的作用，特别注意不要给护士增加不必要的额外负担。

三、护理教育中的人文建设

加强护理人文教育，是进一步加强护士队伍建设、推动护理事业发展的根本动力。当前护理事业发展过程中出现的一些问题，与护理教育中人文教育的缺失有着直接的关系。我们尽管已经意识到人文教育在护理教育中的重要意义，但是并未彻底扭转护理专业中人文教育和科学教育严重失衡的局面。加强人文教育，传授人文知识，塑造人文精神，提高人文关怀能力，是护理人文建设的当务之急。

护理专业的人文教育作为一种人文素质教育，应围绕护理教育的培养目标，通过人文知识的讲授，逐步内

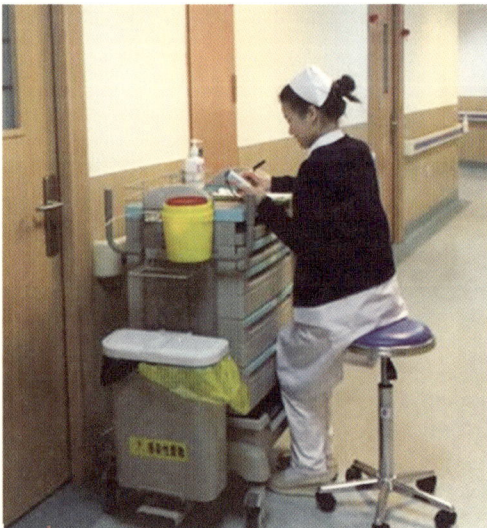

为护士采购多功能治疗车，减少病室与护理站间的奔波

化为护士的人文精神，并使之成为道德教育的基础。

弗洛伦斯·南丁格尔曾强调护士应由品德优良、有献身精神和高尚的人担任，要求护士做到"服从、节制、整洁、恪守信用"。她不但重视护理教育，而且重视护士的品德教育，每年从 1000～2000 名入学申请者中挑选 15～30 名学生入学。大多数学员由她亲自挑选。条件是有教养和进取心、思维敏捷、灵巧、判断力强并有一定的教育水平和宗教信仰。她认为，只有具有这些品质和条件的人才适合成为护士。她要求护士"正直、诚实、庄重"，并说"没有这三条，则将一事无

成"。可见，对护理人才的培养，人文教育和道德教育甚至比护理技能更为重要。

强化护理人文教育，应该优化课程结构，调整"护理伦理学"、"护理心理学"、"人际沟通"等护理专业人文课程在现有课程结构中的比重。举办人文讲座也是护理人文教育的重要方式。讲座可以广泛介绍人文知识，为护理人员提供一个视野开阔的学习空间，传播人文思想，有效地营造浓郁的人文氛围。

护理实践是护

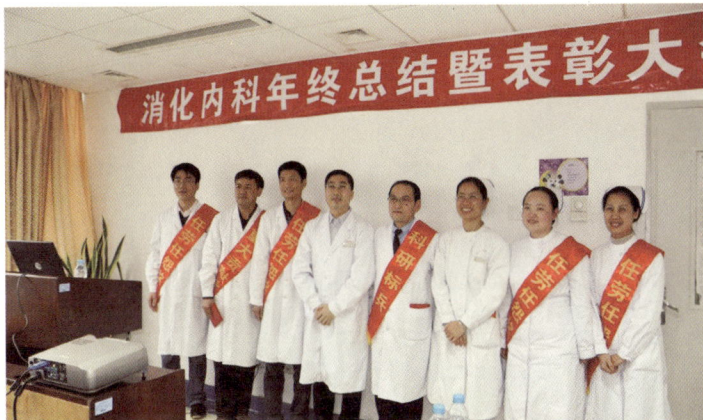

营造科室文化，表彰优秀医护人员

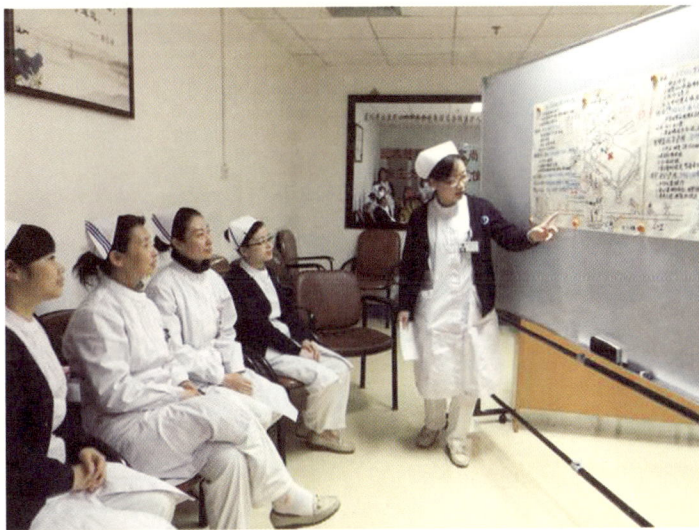

以人为中心的"人形图查房"

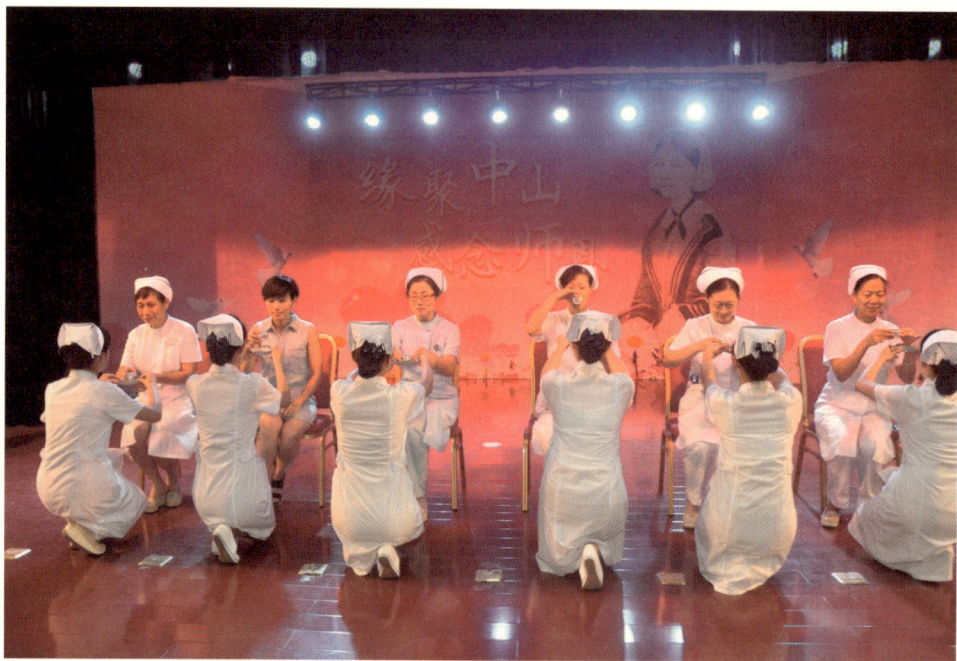

缘聚中山　感念师恩——教师节学生为老师奉茶

理专业必不可少的学习内容，培养护理人文精神和科学精神的有机统一，将人文关怀理念从理论引向实践。在实践课程中，护理人员除了掌握技能外，更重要的是在各个操作环节中领悟人文关怀，护理人员应在操作中特别注重患者身体、心理、社会的整体护理。人文关怀不限于护理操作的简单、表浅的描述，而是主动深入探究患者的内心需要，以便能够更好地满足患者的身心需求。

强化护理人文教育，在职培育同样重要。人文精神的培养与临床工作结合起来，使人文关怀贯穿于实际工作的各个环节。近年来，我市医学人文建设蓬勃开展，特别是人文关爱试点病房的建设取得了明显成效。以病人为中心的服务理念深入人心，医务人员形成共识，化为行动，逐渐成为行为准则。各个病区集思广益，以病人需要为出发点，从细节做起，以当前的医疗资源尽量满足病人需求。试点病区建设，为全面开展医学人文关怀奠定了坚实基础。今后，各级医院应继续形成自上而下、自下而上的全员友爱氛围，关爱员工，提高员工幸福感；关爱病人，提高病人满意度。只有这样，护理人文建设才能持之以恒，永续发展。

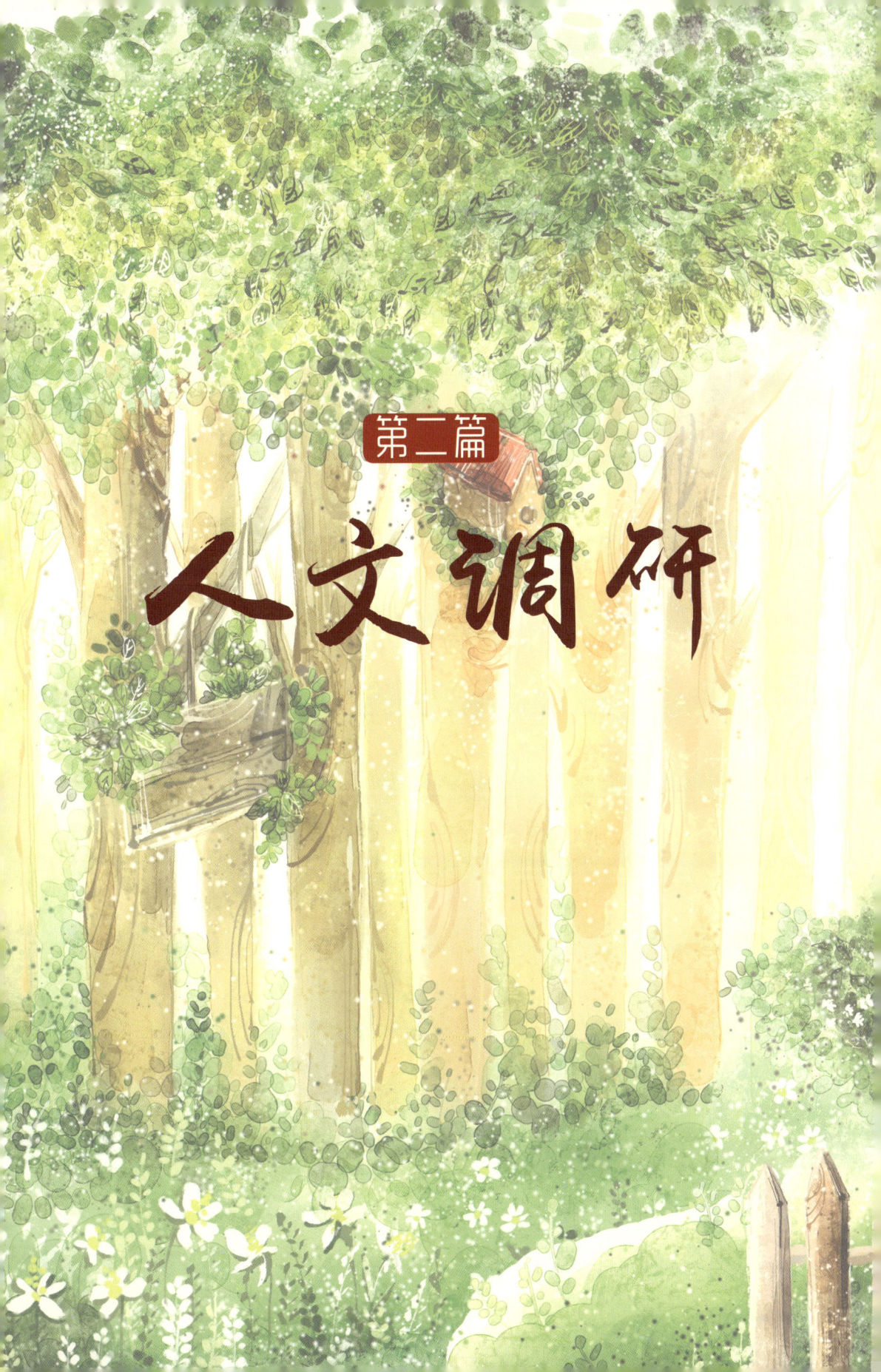

第二篇

人文调研

"人文·关爱"合作试点病区和普通病区护士人文关怀能力现状的研究

洪丰颖　王艳红*　杨叔禹　周文　张瑞良　巫斌

【摘要】目的：探索"人文·关爱"合作试点病区和普通病区护士人文关怀能力的现状。

方法："人文·关爱"合作试点病区采取一系列医学人文建设的措施，三个月后，采用方便抽样方法抽取"人文·关爱"合作试点病区和普通病区护士共80人，发放"护理大学生人文关怀能力调查问卷"，比较"人文·关爱"合作试点病区和普通病区护士人文关怀能力的差异。

结果：护士人文关怀能力总分均分 3.95 ± 0.35。"人文·关爱"合作试点病区护士的人道、利他价值观高于普通病区护士，差异具有统计学意义（$P < 0.05$）。不同年龄、工作年限、职称的护士的人文关怀能力总分均分有差异（$P < 0.05$）。

结论："人文·关爱"合作试点病区所采取系列医学人文建设的措施初见成效。护理管理者要注意对年轻、工作年限较短、职称较低的护士进行相关的人文培训，以提高其人文关怀能力。

【关键词】人文；护士；能力；人文关怀

为了满足人民群众日益增长的健康需求，认真贯彻"以病人为中心"的服务理念，构建和谐医患关系，厦门市卫生和计划生育委员会（以下简称"卫生计生委"）于2013年6月在全市建立13个"人文·关爱"合作试点病区（以下简称"试点病区"），以期通过学习和借鉴人本医疗的特色，进一步深化自身的医学人文建设，为改善医患关系做有意义的探索和尝试。试点病区开展了为期3个月的医

★　通讯作者。

学人文活动，厦门市卫生计生委就试点病区护士的人文关怀能力与普通病区的护士进行了调查比较，现将结果汇报如下。

一、对象与方法

1. 对象

于 2013 年 8 月底对厦门市岛内 1 家综合医院和 3 家专科医院的护士进行人文关怀能力的调查。为方便抽样分别选取 4 家医院的 1 个"人文·关爱"合作试点病区和 1 个普通病区的护士，所有护士均自愿参加本研究。所选病区的实习护生、进修生等不参加调研。共发放问卷 80 份，收回有效问卷 80 份，回收率达到 100%。年龄最大的 56 岁，最小的 21 岁，平均 29.9±7.0 岁。工作时间最长 30 年，最短 1 年，中位数 6 年。本科学历护士 33 人（41.3%），其余均为大专及中专学历，初级及以下职称者 60 人（75%），中级及以上职称 20 人（25%）。

2."人文·关爱"合作试点病区的医学人文建设举措

（1）改善病区硬件设施。积极改善试点病区内的硬件设施，增加便民服务设备，使医院环境更加温馨，医院更具"家"的氛围。

（2）开展医学人文教育实践活动。对医护人员进行人文培训，制定规范用语，邀请专家讲授礼仪、医学伦理、医学法规等人文类的课程。通过树立榜样、宣传经典案例等方法，积极营造人文关怀的氛围。管理者可以利用晨会交接班，分享医护人员在为病人实施人文关怀过程中的经验、困惑、心得。

（3）增加主动服务意识。开展"入院有人迎、住院有人查、出院有人送、回家有人访"的四有服务，使病人得到连续的护理服务。积极组织医务人员对所辖社区的居民进行义诊、健康教育，努力提高居民防病、治病的健康意识。

（4）推动个性化细节服务。实现医学技术与人文关怀、心理学相结合，提倡细微服务、贴心服务、感动服务、个性化服务，改善病人就医体验。

（5）开展志愿者服务活动。开展以"志愿服务进医院，携手医患献爱心"为主题的医疗志愿服务，医疗志愿者可以为病人提供心理支持，包括对病人及其家属进行心理辅导，开展互助活动，开设疾病常识和保健讲座等服务，帮助协调医患关系等。引入志愿者服务可以为病人搭建奉献爱心的平台，使患者既能得到安全、有效、便捷的医疗服务，又可获得社会各界的关爱和帮助。

（6）增加医患沟通有效性。了解医护人员的沟通能力，并采取措施积极改善。充分尊重病人的知情同意权和选择权。利用医患座谈会、健康教育的机会，加大与患者的沟通力度。

（7）切实关心一线员工。以人为本，尊重同人，关爱每个医务人员，重视员工的自身发展，挖掘潜能，鼓励创新，为医务人员创造良好的工作软、硬环境，提供发展的机遇和平台。

3. 方法

采用福建省医科大学黄弋冰等人于 2007 年研制的"护理大学生人文关怀能力调查问卷"[1] 调查护士人文关怀能力。该量表共有 45 个条目，8 个维度，分别是健康教育（7 个条目），形成人道、利他价值观（6 个条目），科学解决健康问题（4 个条目），协助满足基本需求（4 个条目），提供良好环境（5 个条目），促进情感交流（5 个条目），帮助解除困难（5 个条目），灌输信念和希望（9 个条目）。问卷采用 Likert-5 级评分法：5= 完全符合，4= 基本符合，3= 不能确定，2= 基本不符合，1= 完全不符合。该问卷 Cronbach's α 系数 0.904，内容效度 0.960。

采用 Epidata 3.02 建立数据库，SPSS 19.0 进行统计分析。均数、标准差描述试点病区护士和普通病区护士的人文关怀能力。单因素方差分析、独立样本 t 检验分析影响护士人文关怀能力的因素。

二、结果

1. 护士人文关怀能力的现状

护士人文关怀能力总均分为 3.95±0.35，其中健康教育、促进情感交流以及人道、利他价值观得分最高，协助满足基本需要、帮助解决困难和提供良好环境得分最低（如表 1 所示）。

表 1　护士人文关怀能力的现状

人文关怀各个维度	条目数	($\bar{x} \pm s$)
健康教育	7	4.35 ± 0.41
促进情感交流	5	4.35 ± 0.43
人道、利他价值观	6	4.30 ± 0.41
科学解决问题	4	4.22 ± 0.48
灌输信念和希望	9	4.15 ± 0.45
协助满足基本需要	4	4.05 ± 0.46
帮助解决困难	5	3.38 ± 0.64
提供良好环境	5	2.48 ± 0.68

2.“人文·关爱”合作试点病区与普通病区护士人文关怀能力的比较

试点病区护士的人道、利他价值观得分高于普通病区的护士，差异有统计学意义（$P < 0.05$）。其余维度的得分与普通病区护士得分的差异没有统计学意义（如表 2 所示）。

表 2　人文关爱合作试点病区和普通病区护士人文关怀能力的比较（$\bar{x} \pm s$）

总分及各维度	试点病区（n=43）	普通病区（n=37）	t	P
关怀能力总分	3.98 ± 0.33	3.91 ± 0.38	0.914	0.363
灌输信念和希望	4.18 ± 0.44	4.12 ± 0.47	0.545	0.587
健康教育	4.41 ± 0.37	4.29 ± 0.44	1.353	0.179
人道、利他价值观	4.38 ± 0.37	4.20 ± 0.44	2.000	0.048
科学解决问题	4.26 ± 0.48	4.18 ± 0.48	0.796	0.428

续表

总分及各维度	试点病区（n=43）	普通病区（n=37）	t	P
协助满足基本需要	4.10±0.44	3.99±0.48	1.149	0.253
提供良好环境	2.48±0.72	2.47±0.64	0.088	0.931
促进情感交流	4.36±0.42	4.35±0.45	0.125	0.900
帮助解决困难	3.37±0.61	3.39±0.68	0.188	0.851

3. 影响护士人文关怀能力的因素

不同年龄、工作年限、职称的护士的人文关怀能力总分均分有差异（$P < 0.05$），不同教育程度的护士的人文关怀能力总分均分没有差异（如图1—图4所示）。

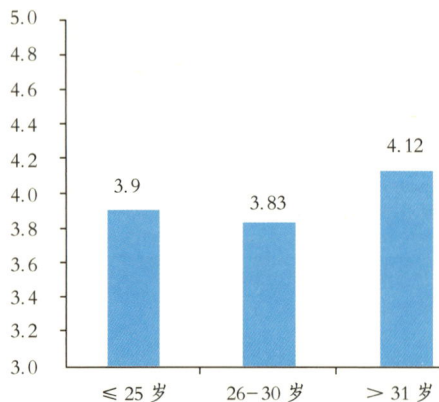

图 1　不同年龄护士的人文关怀能力总分均分差异

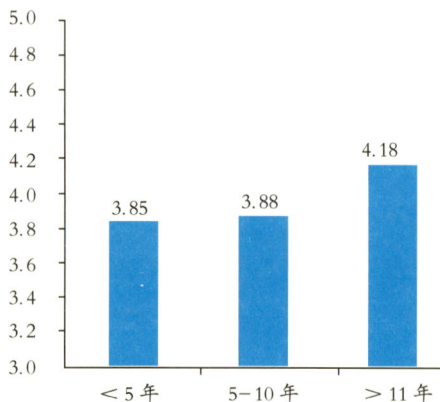

图 2　不同工作年限护士的人文关怀能力总分均分差异

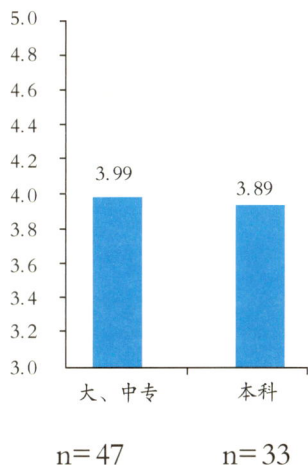

图3 不同教育程度护士的
人文关怀能力总分均分差异

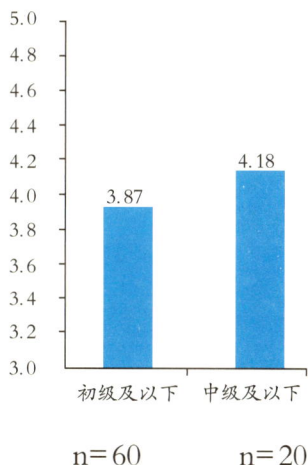

图4 不同职称护士的人文
关怀能力总分均分差异

三、讨论

1. 护士的人文关怀能力现状

本研究发现护士人文关怀能力总分均分为3.95分（总分5分），人文关怀能力尚可。这与国内其他研究结果类似。[2] 人文关怀能力各个维度中，均值最高的前三项为健康教育、促进情感交流以及人道、利他价值观，均值最低为协助满足基本需求、帮助解决困难、提供良好环境。这些提示护士在临床实践中有一定的人文关怀价值观，注意与患者进行沟通，并对其实施健康教育。但是在满足患者基本需求方面还有不足，这可能与护士工作忙碌、人力配置不足有关。提示护理管理者要重视护理人员的配制，改善工作流程，使用护理信息系统，提高护士的工作效率，使护士有更多的时间为病人服务，满足病人需求。

2."人文·关爱"合作试点病区和普通病区护士的人文关怀能力的比较

医学人文内化是提高医护人员人文关怀能力的根本。内化是指个体所认同的新的思想观念或规范和自己原有的观点信念结合在一起，构成一个完整的态度体系，并且这种态度体系是持久的，升华成为个体人格不可分割的一部分。[3] 医学人文内化的内在驱动因素包括医学人文认知、医学人文需要、医学人文情感，而经济保证、法制支持与舆论引导则是医学人文内化的外在驱动因素。郭瑜洁等人提出护士人文关怀品质的内化环节包含模仿榜样、审美、体验、感悟、价值认同和实践等六个环节。[3] 本研究发现试点病区护士的人道利他价值观分值高于普通病区护士，且差异具有统计学意义。这提示试点病区通过采取各种各样医学人文建设的综合措施，促进护士形成了人文关怀的价值观。

3. 影响护士人文关怀能力的因素

本次调查结果显示，护士的关怀能力随着年龄和工作经验的增长而增加，随着职称晋升，护士人文关怀能力随之增强。护理人员在长期的护理工作中，通过运用专业知识、沟通技巧与患者建立良好的护患关系，主动关心患者，逐渐学习、积累人文知识，形成了主动关爱他人的意识。护理人员通过采用人文、整体方法进行临床护理活动，在护理活动中体现护患互相尊重和信任，增强自身的专业关怀能力，提高护理服务的质量。护理管理者要采取有效措施以提高年轻护士及工作时间较短、职称较低护士的人文关怀能力，制订切实可行的关怀教育计划，加强对护士关怀知识和技能的培训以及管理制度的调整和补充，增强护士的关怀能力，提高患者的满意度。

【参考文献】

[1] 黄弋冰：《护理专业大学生人文关怀能力评价的实证研究》，福建医科大学硕士学位论文，2007 年。

[2] 周莉莉、高莉、徐贵霞、叶萍：《护士人文关怀能力调查及影响因素分析》，《蚌埠医学院学报》2014 年第 6 期。

[3] 郭瑜洁、姜安丽：《护士人文关怀品质内化机制的理论探讨》，《解放军护理杂志》2013 年第 1 期。

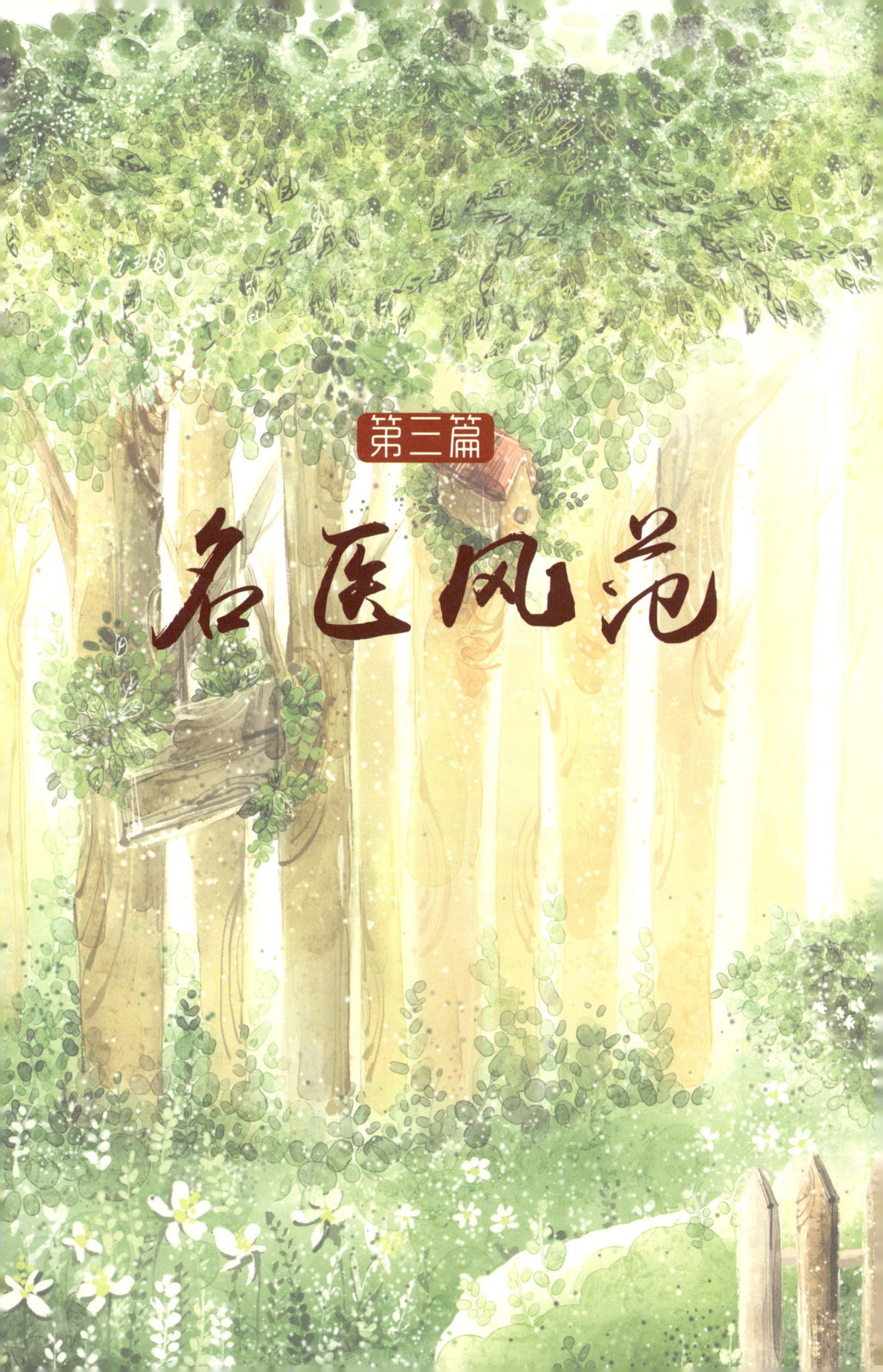

第三篇

名医风范

儿童生命健康的守护神

——记厦门市"林巧稚奖章"获得者厦门大学附属第一医院儿科主任吴谨准

【人物名片】

吴谨准，2006 年被评为厦门市卫生局学科带头人后备人选。2007 年起任厦门大学附属第一医院儿科行政主任，同年获福建医科大学儿科副教授职称。2008 年起任厦门市医学会儿科分会主任委员，同年获任中国医师协会儿科委员。2009 年担任中华医学会儿科分会呼吸学组委员。2013 年获

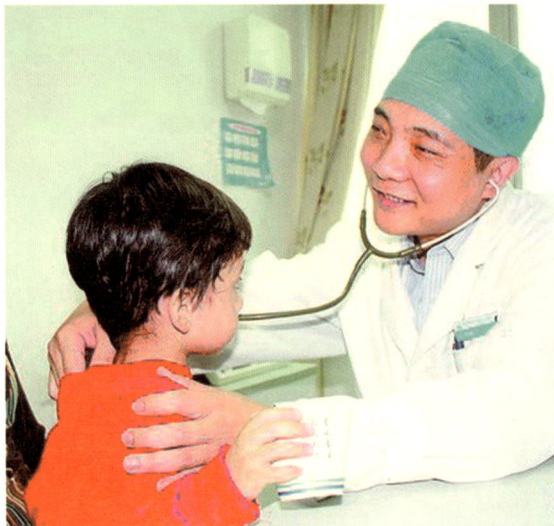

吴谨准主任医师的微笑服务

任福建省医学会儿科分会副主任委员，被评为全国卫生系统先进工作者。2014 年担任福建省医学会儿科呼吸学组组长，获网民评选"全国百佳名医"。

提起吴谨准，很多患儿家长都竖起大拇指。他是厦门规范化哮喘防治第一人，帮众多患儿解除了病痛。在他的带领下，厦门大学附属第一医院儿科快速发展，先后成为福建省新生儿救护网络厦门市分中心、福建省儿童急救体系厦门市分中

心、厦门市卫生局重点学科、福建省儿科专科培训基地、卫生部临床重点专科，成为厦门儿童生命健康的守护神。

率先成立哮喘专科门诊 首推哮喘规范化诊治

20世纪90年代，儿童哮喘还没有引起国内医学界的重视。吴谨准在看诊过程中发现，一些小孩有频繁的气喘，吃药打针都只能暂时缓解，没多久又会复发。有没有什么办法能让孩子们远离哮喘折磨呢？吴谨准上网搜查资料，进入世界卫生组织的哮喘网站，他如获至宝，立即从网站上下载了全英文哮喘防治指南，并对照字典逐字翻译出来。为了这份指南，打印机的针都被他用坏了4根。

1996年，他开始依照指南对哮喘患儿进行规范化检查和治疗。从这本指南上，他第一次了解到"吸入治疗"。当时全厦门都没有哮喘气雾剂设备，吴谨准就自己用矿泉水瓶制成简易气雾剂设备，帮患儿做吸入治疗，取得很好的效果。

有一次，一批北京的哮喘专家来厦门调研，看到吴谨准在哮喘防治方面所做的努力，很是感慨。"没想到在厦门这样一个小地方，还有医生在不声不响地推广

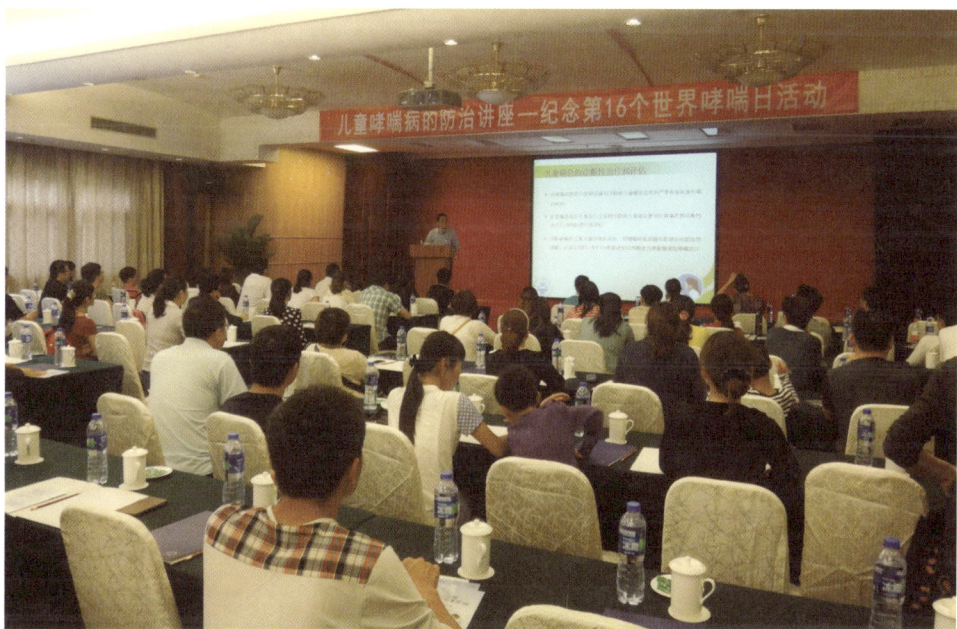

开办"家长学校"，传播儿童哮喘病防治知识

哮喘的规范诊治!"在这批专家中，有一位是首都儿科研究所的陈育智教授，她也是参与国际哮喘防治指南编纂的两位中国专家之一。陈教授向吴谨准发出了进修邀请。

北京之行让吴谨准大开眼界。进修期间，他系统学习了国内最先进的哮喘规范化诊治技术，紧张、忙碌之余收获也很多。回到厦门，他主动向医院申请开设哮喘专科门诊。当时的儿科主任好心提醒他："做哮喘没什么病人，你会'饿死'的。"不过，吴谨准坚信"有什么样的医生就有什么样的病人"，专科做起来，病人自然会"闻风而至"。

1998年，第一医院儿科在全市率先成立哮喘专科门诊。起初条件比较简陋，诊室里一张桌子、一台电脑，从测试过敏源、指导吸入用药，到登记患儿资料、打印科普资料，吴谨准一个人全包了。随着前来求治的患儿日益增多，门诊又逐步配备了其他医生和护士。渐渐地，病人像滚雪球一样越来越多。哮喘规范化诊治很重要的一点，在于家长和患儿的配合。为了给家长们做宣教工作，吴谨准特地开办了"家长学校"。他精心制作了上百张幻灯片，用患儿家长借给他的投影仪，为家长们上课。如今，家长学校已经办了近40期，好评如潮。

紧跟潮流抢占制高点　着手开发应用"移动医疗"

在实际工作中，吴谨准把浓厚的科技兴趣与医学结合起来，推动了学科发展。参加工作没多久，他就开始用电脑编写儿童营养管理软件。当周围的人沉浸于用电脑"挖地雷"时，他自学通过了数据库语言考试。他和同事们比赛用五笔输入法打字，一分钟能打365个字。当年在北京进修时，他还窝在地下室帮首都儿科研究所附属儿童医院编写了一个哮喘管理软件。2000年及2010年，吴谨准两次带领厦门市儿科哮喘协作组成员参加全国多中心的流行病学研究，承担厦门地区0—14岁儿童哮喘病的流行病学调查，他的儿童哮喘管理系统，为调查数据的搜集、分析贡献了不少力量。

吴谨准的手机里面下载了各种稀奇古怪的医学软件，有的能测血压，有的能测心电图。他本人也热衷于开发各种医学软件。他曾找科技公司共同研发了一种电子听诊器。将电子听诊器连接在患者身上，就能详细记录心跳的强弱、节律等信息，并以声音的形式储存下来。与耳朵听诊相比，电子听诊更加客观准确，还能为日后分析病情提供资料。目前，他正与科技公司合作开发简易的肺功能仪，病人对着手机吹一口气就能测出峰流速值等。

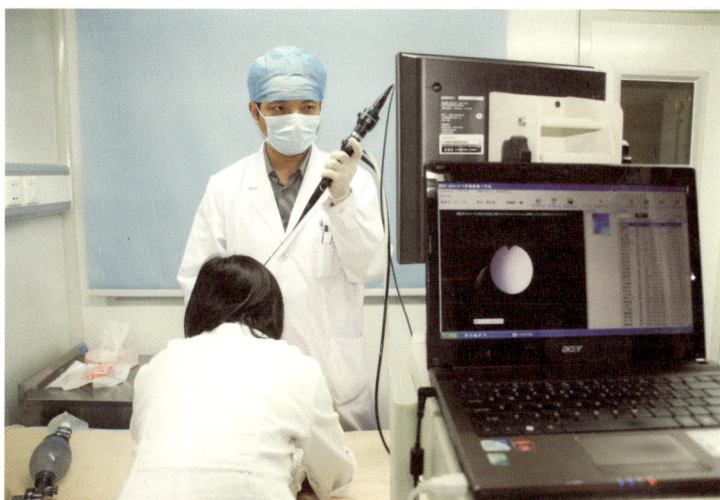

紧跟科技潮流，推动学科发展

如今，吴谨准又紧跟时代潮流，盯上了"移动医疗"这块大蛋糕。他还投钱做了患者的微信平台管理系统，患者只要在手机上输入个人资料，登录该系统，就能与医生互动，可咨询，也可通过一些软件做自我监测等，医生关注监测数据，发现异常及时提

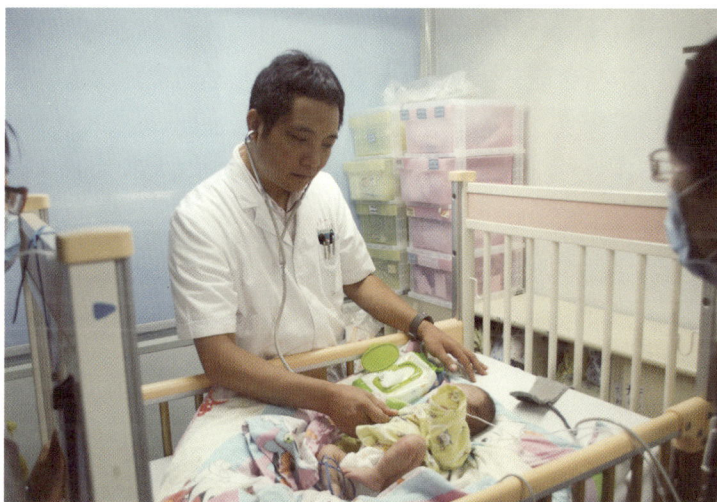

研发电子听诊器等，使诊疗更加客观准确

醒患者到医院复诊。"移动医疗是大势所趋，我们要抢占制高点。我相信，随着一些专业软件的开发应用，以后半数病人都可以在家里就诊，不用来回奔波。"

善于揣摩儿童心理　对每位患儿都上心

众所周知，儿科医生又苦又累。吴谨准一年要接诊五六千人次的哮喘患儿，

2010 年他在好大夫网站注册，他的主页如今已有 400 万人次浏览量，每天 3000 多人次。如此大的工作量，他却能甘之如饴。

他注意到不少孩子到医院会感觉不舒服，甚至感到恐惧。为了帮患儿放松，他决定把儿科诊室变成儿童乐园。

走进第一医院儿科诊区，就可以看到播着卡通片的电视，诊室里还有许多供小孩玩的玩具，而吴谨准自己用的笔上也有一只卡通人物的头像。吴谨准说，为了防止交叉感染，这些玩具都会定期更换。接下来，他还打算安装一套玩具轨道，让孩子们在诊室里"开火车"。

对于紧张的医患关系，吴谨准认为，有时是医生做得不好，有时是病人、家属情绪太过激动，甚至"无理取闹"。他希望自己带出来的医生"不因为一个病人闹事，就对病人失去耐心，而应一如既往地给病人同理心和足够的关怀"。

日前，一位先天性呼吸障碍的患儿前来就诊。为了让这位患儿在家就有呼吸机使用，吴谨准和医生们帮家长反复对比各种价位、各种品牌的呼吸机，最终找到一台价格合理又合适患儿使用的。吴谨准还特地联系厂家来医院，根据这名患者的情况调试合适的参数，细心指导家长如何操作。这位家长一开始对医生很不放心，通过各种渠道给医生"打招呼"，后来家长由衷地感谢第一医院儿科的医务人员："只有你们对我的孩子这么上心。"吴谨准说，"我们要努力向家长承诺，在这里治疗是不需要'打招呼'的，因为我们对每一位患儿都上心。"

吴谨准担任儿科主任后，经常用"工作的三个层次"来激励全科医务人员，第一个层次是"糊口"，第二个层次是"爱好"，第三个层次是"使命感"。"我不要求大家都肩负使命感工作，但至少要把工作当成爱好。"他还时常"威胁"科室成员"不敬业就失业，不爱岗就下岗"。

吴谨准任第一医院儿科主任期间，在医院领导的大力支持下，儿科床位由原来的 87 张扩到 133 张，病房亦由原来的 1 层增加为 3 层，门急诊量由 15 万人次增至 2013 年的 46 万人次，住院病人由 2800 人次增至 2013 年的 6600 多人次。目前儿科共有三级专业 11 个，基本能满足厦门地区儿童疾病谱的需求。2014 年 3 月，福建省医学会儿科分会成立了 7 个专业学组，按照学组要求，只有厦门大学附属第一医院儿科能为每个专业学组都输送 1~2 位委员，这在福建仅此一家。

（高树灼、罗超等）

用奉献谱写生命的赞歌

——记第三届"林巧稚奖章"获得者厦门大学附属中山医院李娜主任医师

【人物名片】

李娜，厦门大学附属中山医院主任医师，厦门大学教授，福建省医学会妇产科分会常委、围产医学分会常委，厦门市医学会围产医学分会主任委员，厦门市围产协作组组长。从事妇产科医、教、研工作30余年，擅长高危妊娠诊治、孕产妇急危重病抢救及妇科肿瘤诊治。获福建省科技进步三等奖1项、市科技进步三等奖1项，参

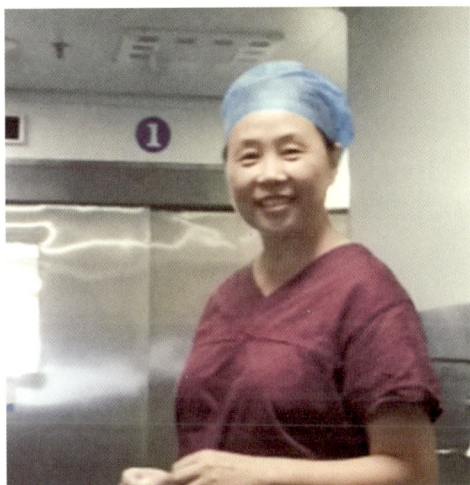

李娜主任医师

编著作2部，发表论文10余篇，荣获"厦门市劳动模范"、厦门市第三届"林巧稚"奖章。

在厦门大学附属中山医院妇产科有这样一位医生：她爱岗敬业、一丝不苟；她善于钻研，敢于创新，创造了一个又一个奇迹。她就是主任医师李娜。虽然她已到退岗年龄，刚从科主任岗位上退下来，但她仍然坚守在工作岗位上。作为一位医学工作者，她将"健康所系、性命相托"的神圣誓言时刻铭记在心。30多年来，她一直工作在妇产科临床工作第一线，从一名普通医生成长为知名的妇产科

专家。她以对患者的满腔爱心、对工作的高度责任心，在平凡的医疗岗位上实践着他庄严的人生诺言。

选择了医生这个职业，就是选择了奉献与付出

妇产科的工作很苦很累，作为科主任的李娜更累，她不仅要对患者负责，而且要对医院负责，在繁重的临床工作之余，还要承担着大量的科研任务和教学工作；既要参加每一例重危患者的抢救，又要为科室每一例手术把关，还要指导带教年轻医师。她是知名专家，很多患者慕名而来点名要找她做手术，她不管多忙多累，都会愉快地答应，让患者紧张期待而来，满意高兴而归。李娜主任不管分内分外，付出了极大的辛苦。

厦门大学附属中山医院妇产科是医院的手术大户，每年手术例数近 5000 台。每一例患者从术前的检查、诊断、制订手术方案，再到手术，直至手术后的病情观察及并发症的处理，都要做许多工作，有时一天连续做 4~5 台手术是经常的事。李娜主任除了担任科主任，还兼任厦门市围产协作组组长，经常三更半夜到外院会诊，通宵达旦抢救病人，第二天早上她还是照常上班，从不叫苦叫累。尤其到了节假日、双休日，医院里值班的医生少了，她就更忙了。不管是科里还是外院，只要电话一到，她就得直奔去支援或者会诊。

有一次台风来袭时，李娜主任接到集美医院电话，说有一位怀孕 32 周的孕妇病情危重，极有可能出现母婴双亡的危险。了解病情后，李娜主任当即冒着风雨赶赴医院抢救病人，守候患者一天一夜。经过艰苦的努力，母婴二人终于平安出院。这种情况很多，多年来无论寒冬还是酷暑，无论白天还是黑夜，无论是与家人欢聚还是在睡梦中，只要接到抢救危重产妇的通知，只要兄弟医院有需要，只要病人有需要，不论是岛内还是岛外，只要一个电话，李娜主任总是不顾一切出现在最需要的地方。同行都戏称她是厦门妇产界的"及时雨"。

不少病人罹患妇科癌症而住院，思想压力很大。为了减少病人的心理负担和住院时间，李娜主任总是尽可能早地给病人施行手术，尽量缩短患者的住院时间，尽力帮助她们节省医疗费。有时手术多了，科室同事怕她吃不消，都劝她缓口气，把原先预约好的手术时间往后推推。李娜主任却说："不少病人都是第一次做手术，心情都很紧张，吃不好睡不好，手术前各项准备都做好了，亲戚朋友都来了，

如果这时因为我手术不做了，病人就要多承担心理上和身体上的痛苦，再说很多疾病拖不得。我挺一挺也就过去了。只要能为病人减少病痛，再苦再累也是值得的。"能为患者解除痛苦，是李娜主任最大的快乐。

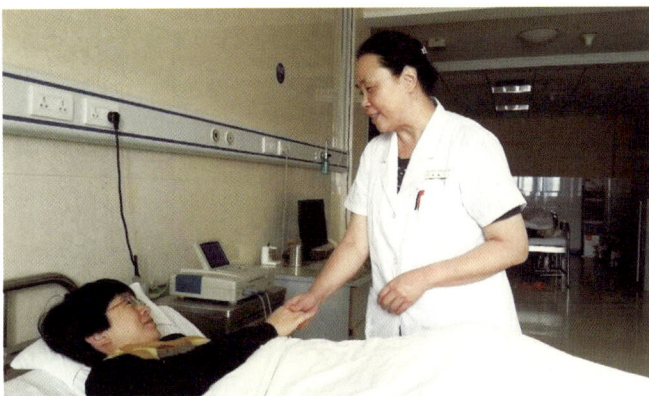

能为患者解除病痛是李娜主任最大的快乐

看着危重患者转危为安，看着新的生命从她手中诞生，她觉得这就是她最大的幸福了！

做一名合格的医生，要有极高的责任心和过硬的医术

妇产科工作风险很大，技术要求也很高，做一名合格的妇产科医生要有极高的责任心和高超的技术。因为产科的服务对象大部分是产妇，关系到两条生命，无论是大人还是孩子都不允许有丝毫差错。她常对科里的医生说："做一个好医生，仅有为病人服务的美好愿望是远远不够的，还要有责任心和过硬的医术。"

前几年，妇产科转入一位双胎妊娠中孕孕妇，年仅 23 岁。该孕妇出现腹痛、发热、恶病质、极度衰竭等症状，入院后经检查高度怀疑为艾滋病患者。这例艾滋病孕妇在当年厦门市产科是第一例，在"谈艾色变"的当时，压力可想而知。李娜主任冒着被感染的巨大风险亲自给病人体检，带领管床医生深入研究分析病情，联系全院相关医生进行大会诊，制订详细治疗方案，及时为患者施行了急性阑尾切除手术，并将病情迅速上报，做好患者隔离工作，对患者病情保密，不歧视患者，给病人以最大的人文关怀。在该患者艾滋病得到三级确诊后，又亲自将她送至省传染病医院治疗，使她病情得到及时有效的控制。

妇产科的工作经常要冒很大的风险，一些妇科疾病手术成功率很低，一旦手术失败，对患者、对家属、对医院都不好交代，对医生本人的名誉也有很大的影响。面对这种两难选择，是知难而进，还是知难而退？李娜主任毫不犹豫地选择了前

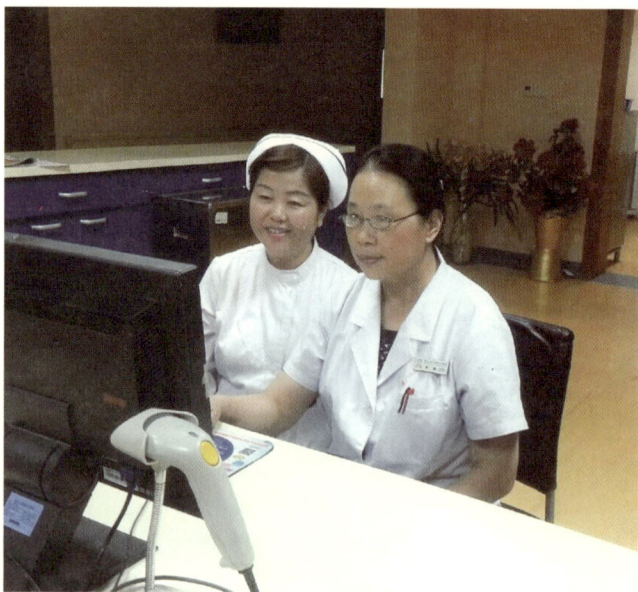

率领科室人员勤于探索和钻研

者。李娜主任长期从事妇产科的临床和教学工作，积累了丰富的临床经验，擅长妇科肿瘤的诊治和妇科微创手术，在妇科各种恶性肿瘤的诊断、分期及手术、化疗、放疗方面有较深的造诣。尤其是她敢于挑战困难，因此特别擅长对高危妊娠的诊治和疑难危重病人的救治。妇产科是一个急危重科，她经常身先士卒，组织抢救病人。作为中华医学会厦门市围产医学分会主任委员，李娜主任常年主持厦门市围产医学的工作。近年来，她所领导的中山医院妇产科每年抢救的危重病人都超过 100 例，抢救的 120 送院的危重孕产妇占全市一半以上，曾成功抢救院内外许多生命垂危的孕产妇，为降低厦门市孕产妇死亡率做了大量卓有成效的工作。

李娜主任还勤于探索和钻研，由她率领的中山医院妇科科研小组研发的一种名为氯莨唑栓的妇科药，专门用于老年性阴道炎的治疗，使用一疗程的有效率达 100%，治愈率高达 85% 以上，成为医药界治愈顽固性老年妇科病极为难得的一剂良药。

乐育英才，甘当园丁，严谨治学，精益求精

在担负繁忙的临床工作及科室工作的同时，李娜主任还担任厦门大学医学院妇产科教研室主任，主管教学工作。教研室创建之初，从教具的准备、教学人员的安排到教学内容的确定，都力求做到精益求精、深入浅出、理论与实践相结合，她以其严谨的治学态度，带领妇产科教研室出色地完成了教学任务，深受学生们好评，并多次受到学院表彰。

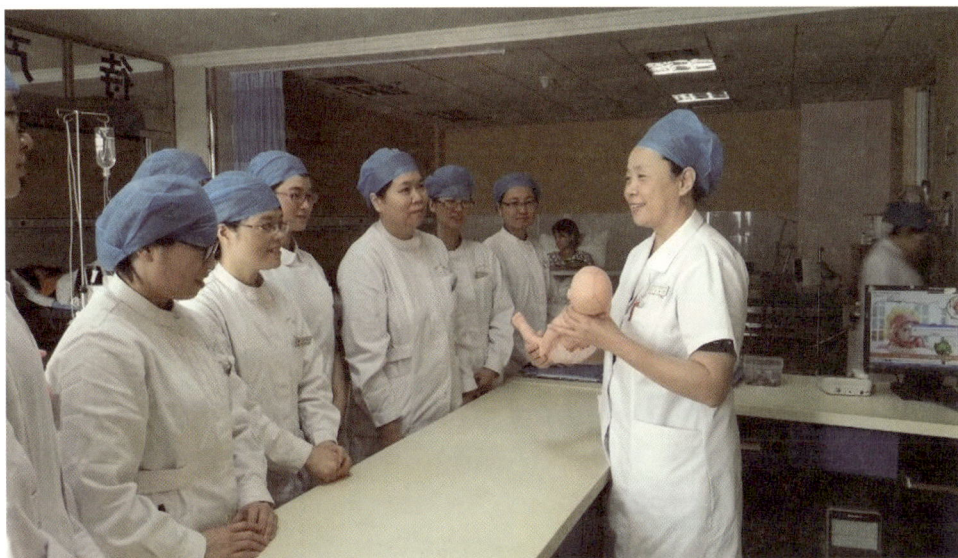

承担教学带教工作一丝不苟

　　为了让学生更好地了解和掌握书本知识，同时又能在临床上将各科知识融会贯通，李娜主任在厦门大学医学院和福建医科大学的教学中，利用业余时间翻阅各种有关资料，收集各种图谱和教学标本，掌握学科最新成果和发展动向，认真备课，详尽地备好教案。课堂上结合典型临床病例，生动形象地讲授课本知识。她的课能深深地吸引学生，课堂秩序一贯良好。学生们反映，李娜主任授课重点突出，容易记忆，听完课再复习课本就不再感到书本枯燥了。

　　妇产科是全院最繁忙的科室之一。李娜主任担任科室行政主任，日常的业务和行政工作占用了她很多时间。但是为了保证学生们的临床见习和实习能顺利进行，她经常自告奋勇主动带教。有时上午中午连台手术，一下台就不顾疲劳继续下午的带教任务。有时为配合学生大课学习，她就将有教学价值的手术安排在中午做。这样学生在上午大课结束后就能观摩手术，现场看到具体实例。李娜主任严谨求实而又平易近人，对学生耐心细致，注重培养他们实际操作能力，并将自己的临床经验毫无保留地传授给他们。她还主动关心学生们的学习和生活。学生和进修医生都感到在李娜主任的医疗组实习和进修受益匪浅。她教学成绩突出，多次被授予"优秀带教老师"、"优秀论文指导老师"，荣获厦门大学、福建医科大学和厦门市卫生计生委表彰。

（厦门大学附属中山医院）

进入患者内心世界是医者的幸运

—— 记厦门市第三届"林巧稚奖章"获得者仙岳医院医务科主任丁丽君

【人物名片】

丁丽君，厦门市仙岳医院医务部主任，精神科主任医师、心理治疗师，闽南师范大学硕士研究生兼职实践指导教师。中国医师协会精神科医师分会儿童青少

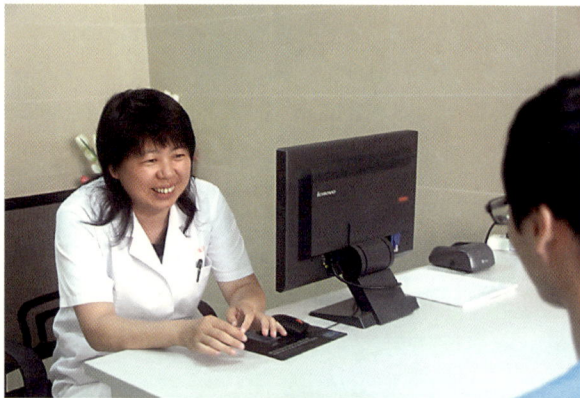

丁丽君主任总是带着微笑，耐心地为患者看诊

年精神病学工作委员会委员，福建省医学会精神病学分会委员、科普分会委员，厦门市医师协会理事，厦门市精神残疾鉴定专家、人防心理危机干预专家、公安心理咨询专家。主持国家级、省级继续教育相关项目教学，承担福建医科大学预防医学系、厦门大学医学院及印度留学生班精神科的（英语）教学；曾参加日本JICA项目交流，到泰国卫生部精神卫生司、加拿大霍姆伍德医院研修。先后获中国医师协会精神科医师分会"青年讲员奖"、"福建省卫生系统先进个人"、"福建省医德标兵"、厦门市"林巧稚奖章"、厦门市巾帼建功标兵、厦门市卫生系统优秀教育工作者表彰。

在外人看来，心理精神科医生是一个神秘而充满危险的职业，但对于在仙岳

医院打拼了 24 年的丁丽君而言，这是一份"幸运"的工作，因为"拥有能够进入患者内心世界的'特权'"。

日前，丁丽君荣获厦门市第三届"林巧稚奖章"。谈及获奖心得，她说，自己要做的，就是继续好好利用这个"特权"，帮助更多精神疾病患者重回人生轨道。"这注定是一条漫长而崎岖的道路，不过，我和我的同事们一定会努力走下去。"

不该预先给患者"贴标签"

提及重症精神疾病患者，大多数人可能会心生恐惧。然而，丁丽君说，自己在医治他们的同时，也不时收获着感动。

丁丽君至今仍对多年前诊治的重症精神疾病患者小陈印象深刻。当时和小陈在同一病房的一位患者对丁丽君并不友善，特别是在发病的时候，每当这时，小陈都会冲上去抱住病友，一直劝说，以保护丁丽君。小陈自己发病的时候常常也很凶，让不少人惧怕，但发病的小陈一见到丁丽君，便会脱下裤子大喊"医生你快给我打针吧，我快控制不住了"。小陈的这些举动，丁丽君都一一记在了心里。

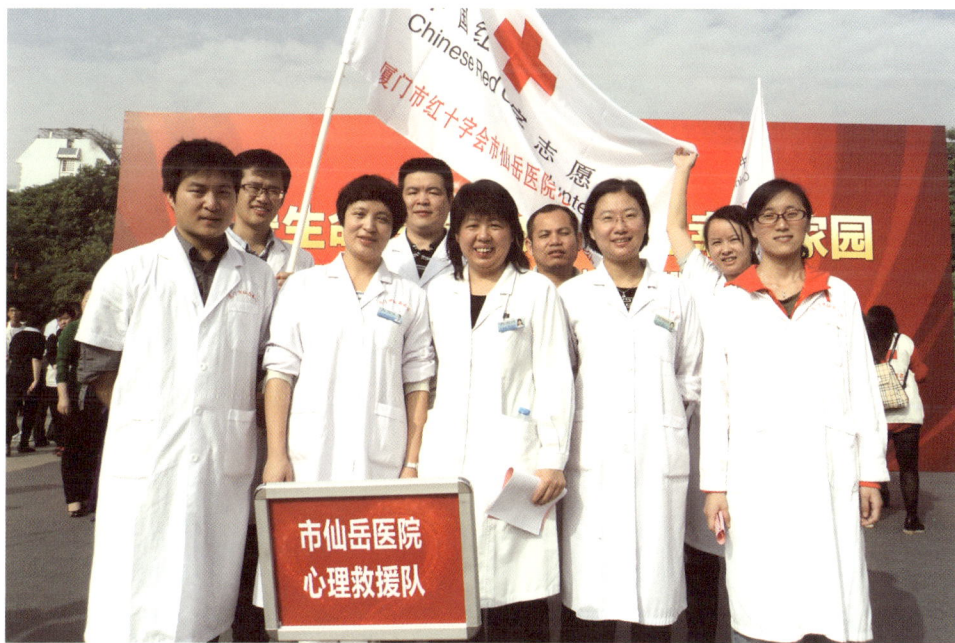

丁丽君主任和医院心理救援队

"她让我深深感受到，每一个精神疾病患者都是有思想、有感情的，只要你真心对待、诚心关怀，他们就能感知到外界的爱。"

多年的工作中，丁丽君接触了各种各样的心理、精神疾病患者，除了收获感动，有时候一些患者还会引发丁丽君的思考，促使她不断反思、不断改进。"正如患者在就诊时会在心里评价医生一样，我身为医生，也常常会在心里评估患者是不是自己擅长治疗的类型。"丁丽君说，有一次，她遇到一位中度强迫症患者，文化水平不高，对治疗程序的理解力不太好。她很担心治疗效果不佳。可事实上，经过一段时间的治疗后，这位患者恢复得极好，还能运用从丁丽君这里学到的知识去帮助其他有类似症状的朋友。"这次的治疗过程让我认识到，不能带着偏见看待患者，不应该预先给患者'贴标签'、'戴帽子'，任何一个患者身上都存在着无限的可能。"

"解锁行动"为贫困患者免费医治

丁丽君2006年开始担任仙岳医院预防保健科负责人，致力于推广精神卫生健康教育，建立精神卫生三级防治网络。在一次赴翔安区新店镇精神卫生服务站宣传服务途中，丁丽君听村民提起精神疾病患者小洪长年被家人锁在小黑屋里，她深感震惊，特地前往查看。到了小洪家中，丁丽君详细了解了情况，原来，家人也曾送小洪住院治疗，但是小洪每次回家后病情就会恶化，时间长了，家人渐渐也就放弃了治疗。丁丽君认为小洪的情况还有救治的希望，于是耐心地和他的家人沟通，最终说服他们让小洪继续接受治疗。此后，丁丽君多次到小洪家中为其免费诊治，并送去药物。就这样，小洪的病情一天天好转。

经过这件事，丁丽君发现，农村地区有一些像小洪这样没有得到及时治疗的慢性精神疾病患者，他们中有一部分人甚至被家人关了起来，过着"暗无天日"的生活。无力支付长期治疗的医药费，是这些患者得不到治疗的一个重要原因。为了救治这些患者，2006年，在医院的支持下，丁丽君和其他5位医务人员一道，组成"解锁行动组"，为农村精神疾病患者提供免费治疗，帮他们摆脱被铁链锁住的人生。

因为农村交通不便，出诊一次，他们常常要跋涉好几个小时。一些村民看到医护人员辛苦地走在烈日底下，主动骑摩托车载他们进村。行动初期，由于资金缺乏，丁丽君发动自己的家人捐款，后来，许多同事也纷纷捐款支持"解锁行动"。经过 1 年多的努力，"解锁行动"共帮助了 17 位贫困精神疾病患者。这些患者在接受规范治疗后，病情明显好转，恢复了生活自理能力，有的人还有了工作，靠自己的双手养活了自己。

像"解锁行动"这样的公益活动，丁丽君一直乐于去推动并参与。2008 年，担任社会防治科科长的她，按照医院统一部署，组建了厦门 24 小时心理危机干预热线，免费对心理障碍和自杀倾向的高危人群开展危机干预，解救生命。2010 年，她作为调研队长带队完成厦门有史以来规模最大的精神疾病流行病学调查，统计出最新数据，为政府制定精神卫生相关政策提供了科学依据。

"从 20 世纪 90 年代末至今，厦门在精神疾病防治方面取得长足发展，令人欣慰。"不过，作为一名心理和精神卫生专家，丁丽君对厦门的精神卫生事业发展还有更多期望，其中一点就是，希望政府给予更多的政策支持，比如，将心理咨询纳入医保报销，实现重症精神疾病患者治疗全免费等等。

"走出去"、"请进来"，提升诊治水平

随着时代发展和社会进步，人们对心理和精神健康更加重视，越来越多的人开始希望得到高水平的心理和精神卫生服务。近年来，仙岳医院、厦门市精神卫生中心频繁与国内外同行进行学术交流，不断提升诊治水平，涌现出一批积极进取、具有国际视野的行业专家，丁丽君便是其中一位。

凭借丰富的临床经验和专业技能，丁丽君先后到北京、上海以及我国港台地区参加学术研讨活动，并逐步走出国门，到泰国、日本、加拿大、美国等国家参与学术交流。广泛的学习交流让她开阔了视野，掌握到当前精神卫生领域最前沿的理念和技术。她把这些理念、技术带回厦门，有力地促进了仙岳医院诊治水平的提升。

在"走出去"的同时，她还努力"请进来"。从 2007 年起，丁丽君具体负责仙岳医院每年一度的加拿大传爱医援会学术活动，请国外的专家来厦门讲课，传授北美的精神科医疗、预防、康复和社区精神医学的新理念。2008 年、2009 年、2012 年，她先后 3 次邀请美国心理危机干预专家 Marlys Bueber 来厦进行学术交流和督导，为厦门引进了国际先进的人际关系疗法和动机访谈疗法。2012 年、

2014 年，经她牵线搭桥，美国哈佛大学 McLean 医院的认知行为治疗专家来厦授课，指导焦虑症的认知行为治疗和强迫症的暴露反应阻止疗法以及接纳与承诺疗法等新技术。这些先进的理念和疗法已经在仙岳医院得到广泛的推广和应用，造福了不少患者，其中不乏一些外籍患者，取得良好的社会效益。

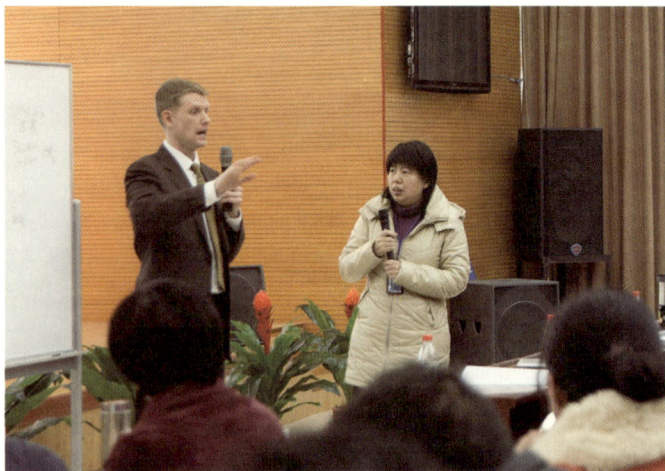

丁丽君主任在医院举办的国际研讨班中与外国专家交流

2007 年，她组建成立医院医学英语兴趣小组，带领年轻的医务人员利用业余时间学习英语。目前，她所带领的仙岳医院专业翻译队伍有 6 人可担任精神科学术会议的同声翻译。在医院举办的两期国家级继续教育学习班

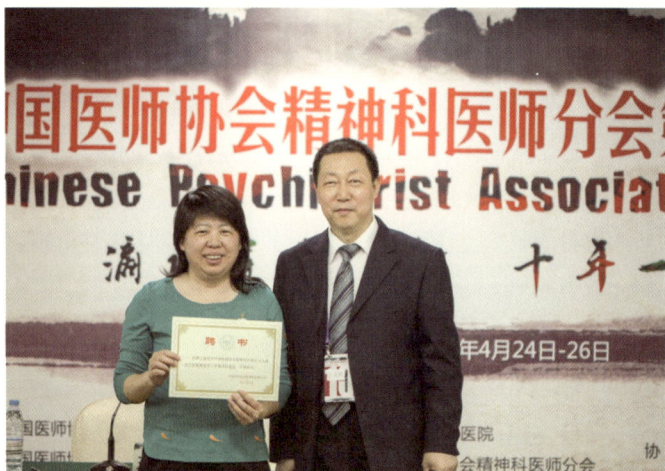

丁丽君被聘为中国医师协会精神科医师分会儿童青少年精神病学工作委员会委员

中，英语兴趣小组成员流利地同步翻译，得到业界的好评。

丁丽君 2012 年 10 月起担任仙岳医院医务科主任，在规范医疗管理方面做了大量工作，她根据医院专科特色，实施以制度为核心的处理机制和 PDCA 的管理模式，医疗管理进一步与国际接轨。

（李灿瑜、楚燕）

第四篇

爱在病区

人文关爱滋润患者心田

——记厦门市第二医院神经内科

近期，厦门市卫生计生委在全市卫生系统开展"做有人情味的医者，促进两个满意"主题活动，厦门市第二医院积极响应，作为全市 13 家"人文·关爱"试点病区之一的神经内科更是将人文关爱的理念贯穿于整个服务中，并进一步将服务延伸到家庭、社区、学校、社会，受到广大患者好评。

一言一行彰显人文关爱

病房里，护士小陈正给 31 床的病人小卓做宣教。交流过程中，小陈了解到小卓的居住地在岛内，离医院很远，来回要 2 个小时。小陈不解地问："岛内有那么多大医院，你为什么跑这

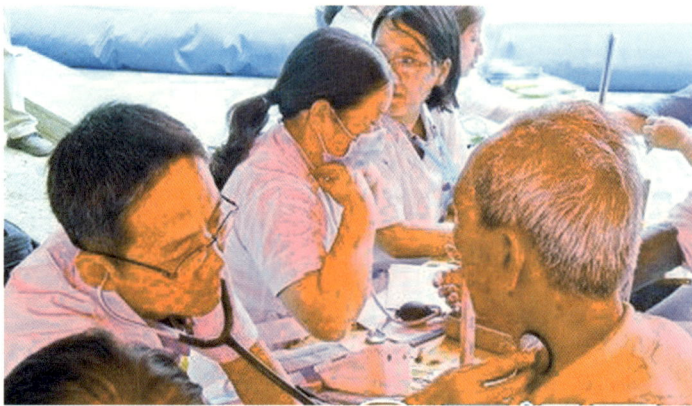

神经内科医务人员为民义诊

么远的路住我们科？"小卓回答："我走过了各大医院，还是觉得你们科最好，无论是医生看病，还是护士打针，都非常耐心。每个医护人员像是家人，碰到面会微笑问候，有问题帮我及时解决，不能解决的也会跟我说抱歉，让人觉得受到尊重。住在你们科，虽然离家远，家里人没办法经常来，但一遇到中午打点滴，没人送饭，你们的护士都会主动帮我打饭，这让我很感动。"

小卓的这番话让小陈感触颇深——科室能吸引像小卓这样的病人，靠的正是浓浓的人情味。人情味，很多时候就体现在医护人员的一言一行当中，一个微笑、一句问候，能让患者感觉受到被尊重，一句安慰鼓励的话，也能让患者觉得感动。

优质护理感动外籍病人

"请帮我跟昨天值夜班的护士说对不起！"病房里，一位外国患者不好意思地和他的责任护士小龚说。这位患者名叫马丁，只身一人来中国当外教，患喉癌做了手术，几天前的夜里，他在公寓突然抽搐被送到第二医院神经内科救治。因抽搐时摔倒，他的左髋部有大片擦伤，加上天气炎热，出于专业判断，夜班护士小卢认为应当立即为他翻身、换衣服，否则会加重伤口感染，甚至形成压疮，带来新的伤痛。当时马丁觉得小卢的操作侵犯了他的隐私和自由权，不肯配合，还用英语骂粗话。小卢始终报以微笑，并坚持为他做完护理。第二天，马丁冷静下来后，觉得对不起小卢，才有了托人道歉这一幕。

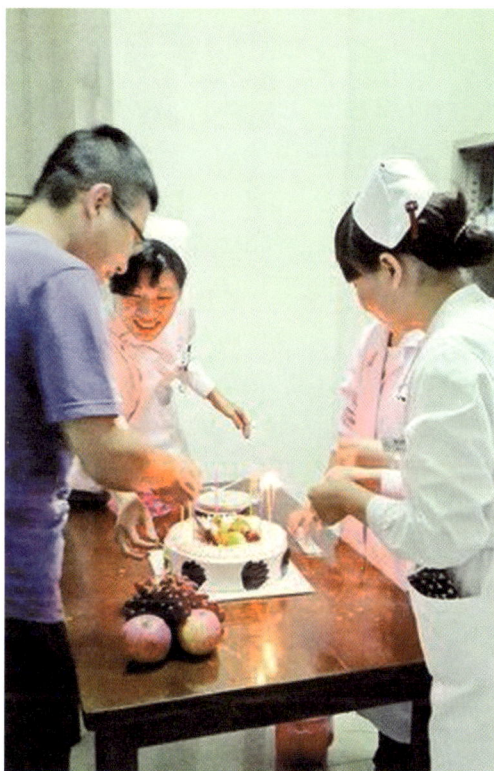

神经内科医护人员给患者过生日

小龚能说一口流利的英语，为了护理马丁这样的外籍病人，她常利用下班时间学习英语，并随身携带自制的小备忘本，把工作中可能用到的医学专业术语记在本子上，方便沟通。小龚说，病人在生病虚弱时，一点刺激都可能引爆他们的负面情绪，所以，即使被误解，也要多包容，用无微不至的关心、细心体贴的照顾来温暖他们脆弱的心灵。

马丁出院时，对神经内科的医护人员赞赏有加，还主动提出和大家合影。

不惧脏累悉心照护患者

　　"这里的医生、护士太好了，十分尽责，我们家属非常感谢你们！"护士工作站台前，王先生激动地握着神经内科护士长的手说。

　　原来，26床的患者是王先生的大舅子，独自一人居住，一

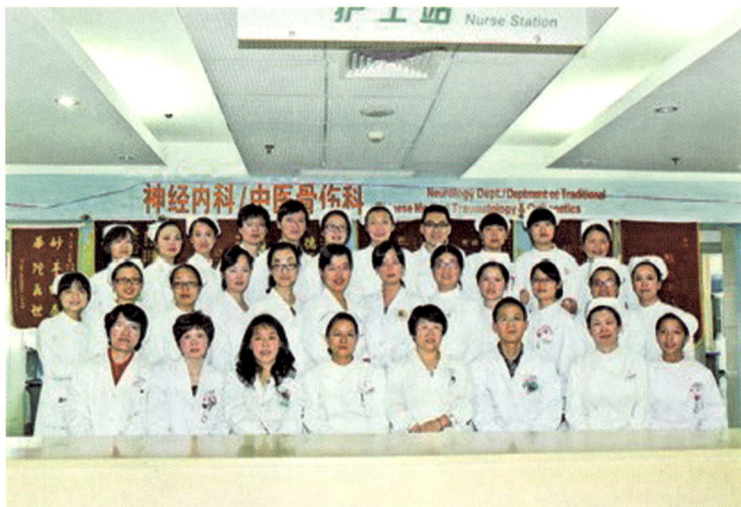

厦门市第二医院神经内科团队

天清晨突发脑梗死，被急救车送到了第二医院神经内科。隔天，科主任牛建平了解到这位患者没有家属陪护，立即掏钱叫责任护士去给患者买早餐。后来，护士通过患者的手机联系上了王先生，他接到电话后赶到医院。护士告诉他，患者被送进医院时全身上下都是粪便，值班的医生和护士为患者清理了污物，换上了干净的病号服。起初王先生不以为意，觉得医生护士为病人擦屎擦尿很正常，可当王先生到了患者家中，眼前的景象让他惊呆了，只见床上、地上、墙壁上到处都是大便，一片狼藉，王先生这才意识到自己的大舅子刚到医院是什么样的情形，恐怕亲人也没法像医护人员那样细致体贴地清理和照护。

　　护士长说，护理工作很脏很累，护士们没有怨言，而是默默地关爱、服务患者。护理因为融入了人文关怀，其内容更加丰富和深刻。厦门市第二医院神经内科"人文·关爱"试点病区的医护人员将继续秉承"一切以患者为中心"的理念，为病人提供充满人情味的优质服务。

（厦门市第二医院）

用真情搭建患者"生命线"

——厦门大学附属中山医院肾内科视病人如亲人

近年来，我市卫生系统提出"做有人情味的医者、促进两个满意"，厦门大学附属中山医院肾内科积极响应，努力将人文关怀更深切地融入医疗服务，不断提升服务品质，获得患者好评。2013年6月，中山医院肾内科荣获"厦门市血液透析质量控制中心"称号，可谓实至名归。

医生说：我愿意给患者留下手机号码

"责任、严谨、奉献"是中山医院肾内科的科训。十年间，肾内科未出现一例重大护理差错及事故，无一例透析感染和传染病交叉感染事故。

肾内科主任关天俊常说："我愿意在患者病历上留下手机号码，我愿意患者24小时联系我。是病人的生命重要还是我的隐私重要？我选择病人的生命！"有时候夜里0时以后，接到患者的求救电话，焦急声中夹着哭诉声，关主任总是详细交代患者要服用什么药物、注意哪些事项、观察哪些症状，在

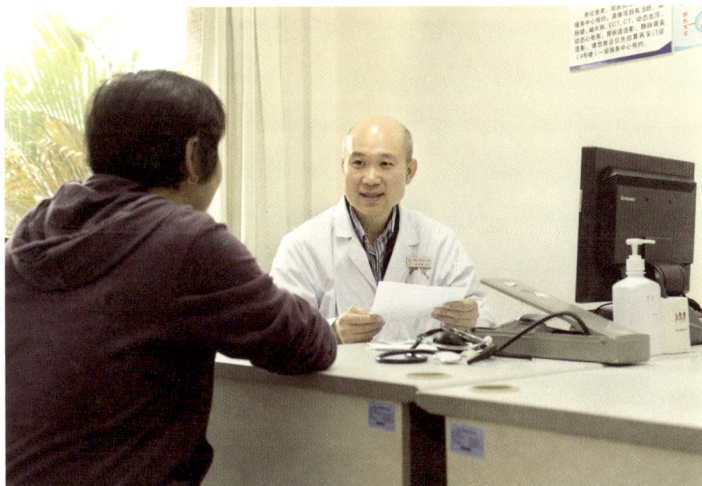

肾内科关天俊主任的贴心服务屡获患者高度评价

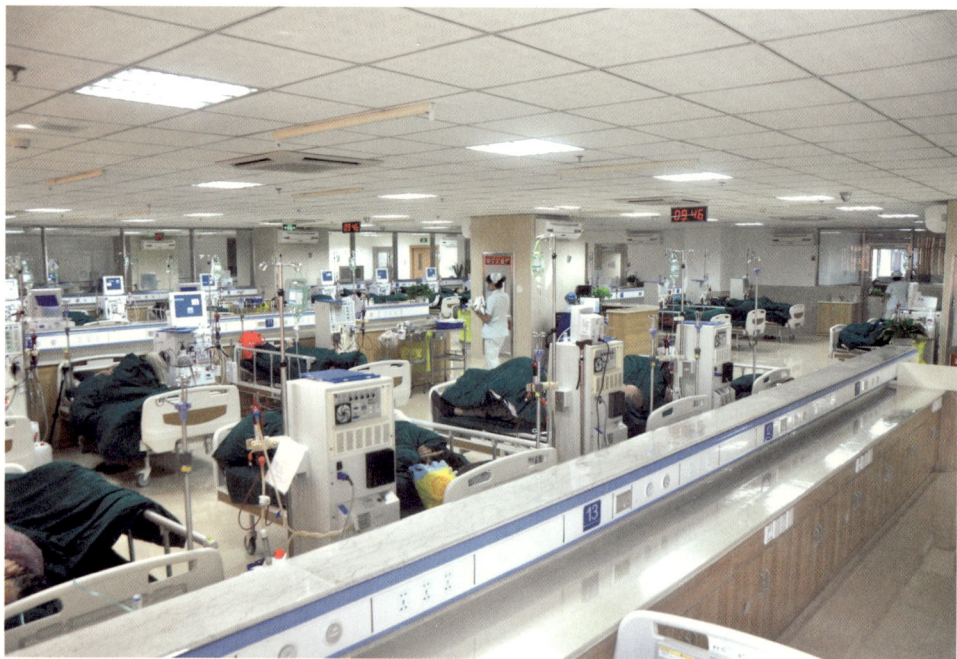

肾内科血液净化治疗部

他的耐心指导下，病人的情绪逐渐稳定下来，内心满是感动。在关主任的带动下，如今，肾内科的医生都纷纷加入了给病人留电话号码的行列。

患者说：医生护士医术好，服务更好

肾内科凌毅生副主任医师是患者眼中的"老好人"，十几年如一日，只要有需要，24 小时随叫随到。一位急诊患者晚上被送入医院抢救，急需做血透，他二话不说从家中赶来。有时候，下午手术排到晚上 8—9 时，他总要专心致志做完最后一例手术。遇到动静脉内瘘栓塞行取栓术的患者，他经常陪病人到彩超室做彩超，了解患者血流状态、栓子情况，以便根据病情尽早安排手术。

在肾内科，患者和医生护士就像一家人。科室要求医护人员在治疗病人身体疾病的同时，还要注意治疗病人的"心病"；医护人员工作再忙，也会抽时间与病人谈心。沟通多了，有些连病人家属都不了解的情况，管床医师却了如指掌。患者刘阿伯说："张碧芬护士长总是面带微笑，非常亲切，遇到问题找她，总能第一时间得到解决；欧娟娟护士热情耐心，前些年我做血透紧张急躁，担心病情恶化，娟娟护士就陪我聊天，开导我，渐渐地我的焦虑缓解了。肾内科的医生护士医术好，服务态度更好。"

据了解，在中山医院，肾内科一直是收到患者表扬信和感谢信数量较多的科室之一。承担庞大的工作量，却能屡屡获得患者的高度评价，这在时下医疗纠纷增多、医患关系紧张时期尤显难能可贵。

市民说：选择中山医院我放心

前些天，肾内科患者葛大爷满怀喜悦地说："这辈子最难忘的事就是中山医院医护人员给我过生日。"原来，2012年是他到中山医院做腹透的第5个年头，也恰逢他65周岁。生日当天，一大早他就收到医护人员的祝福短信，晚上还收到生日蛋糕。

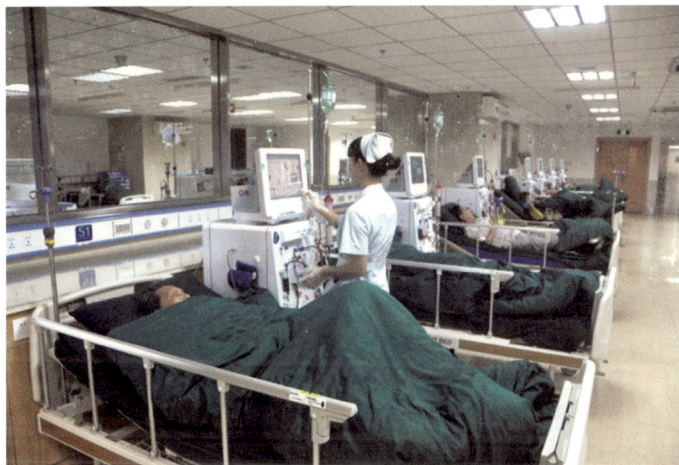

中山医院肾内科年年收到众多患者的感谢信

看着红红的烛光，听着悦耳的生日歌，葛大爷心里暖洋洋的。"肾内科是我的第二个家，我每周来好几次，没事也想来走走。"葛大爷说，"肾内科的护士很有爱心，医生也有耐心，是他们的专业与细心挽救了我的生命，我很庆幸能遇到这么好的医生和护士。"

在肾内科，常有一些透析病人病情重，治疗费用又不够，血透室的医生常要为没带够钱的病人临时垫付医疗费，以免延误治疗；一些透析病人治疗后还需躺上几个小时，血透室的医生会亲自护送那些家属不在身边的病人回家……血透室医务人员对病人无微不至的关怀，常令透析病人及其亲友非常感动，有位市民在感谢信上说，"选择中山医院我放心！"

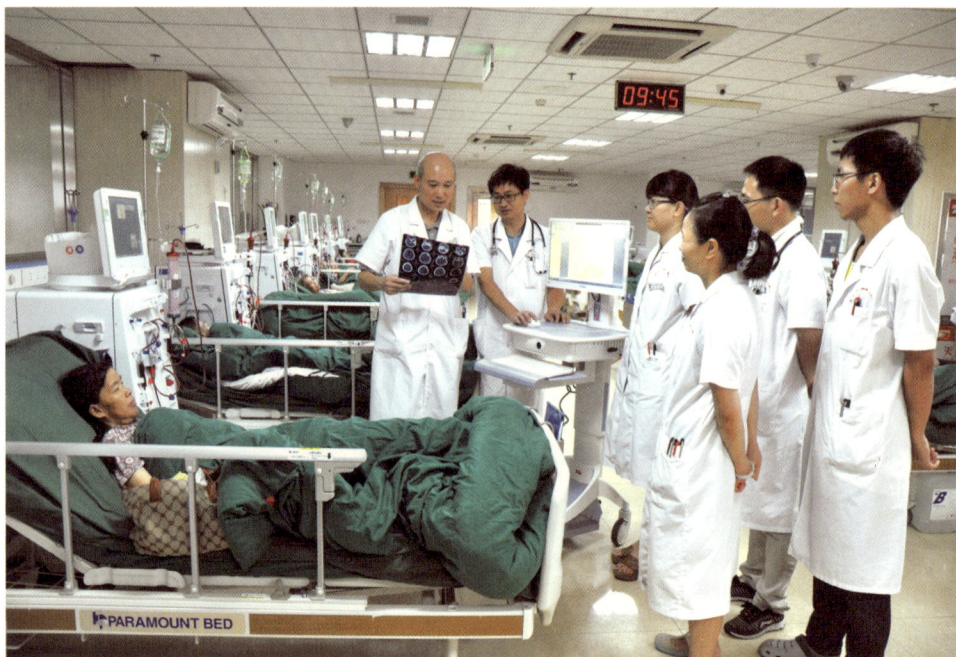

服务人性化，关天俊带领团队创建医学人文精品项目

　　长期以来，肾内科通过扩大血透室、成立血透医疗组、开展血透新业务、培训血透室医护人员等举措，致力于规范血透治疗和提高血透患者生活质量。科室每年积极举办"肾友会"，指导肾病患者合理饮食，普及肾病防治知识；率先在我市开展多项血透新技术，举办血透新技术学习班，为全省十余家医院提供血透技术支持；2009 年至今连续四年血透工作量居厦门市首位，2011 年起连续两年保持福建省第二大规模血透中心。

　　肾内科在重视医疗技术不断提升的同时，还非常注重医患间的沟通，为了将服务做得更人性化，肾内科主动将院内医疗服务延伸至院外，建立了完善的出院随访制度。五年前，肾内科就开展了"多说一句话"活动，此举一出立即受到广大患者的欢迎和肯定，还被列入厦门市卫生系统医德医风建设精品项目。

（林赐文、陈芳、楚燕）

全心全意为患者服务

——记厦门市中医院外一科护理团队

厦门市中医院外一科是一个工作又累又紧张的科室，现有护理人员 21 人，护理的患者是各类肿瘤患者。护士长许丽桂表示："这个科室的护理人员通常都待不久，能留下来的可以说都是踏实、尽责的精英。她们细心地照顾病人，处理好各种事务，毫无怨言。我为我的团队感到自豪。"

许丽桂把压力留给自己，只为帮病人缓解痛苦

长期化疗患者如果进行输液穿刺，要承受难以忍受的痛苦。为了缓解病人的痛苦，许丽桂 2001 年率先在全院开展一次性无菌经外周穿刺中心静脉导管（简称 PICC）及颈外深静脉穿刺置管术，这两项技术虽然也会带来痛苦，但是由于需要打的次数少，相应地也减少了患者的痛苦。

两年前，有位云霄的病人慕名而来，想让许丽桂帮忙打 PICC。但是，许丽桂发现，这个病人的血管极细，刚开始不论怎么拍打、寻找都

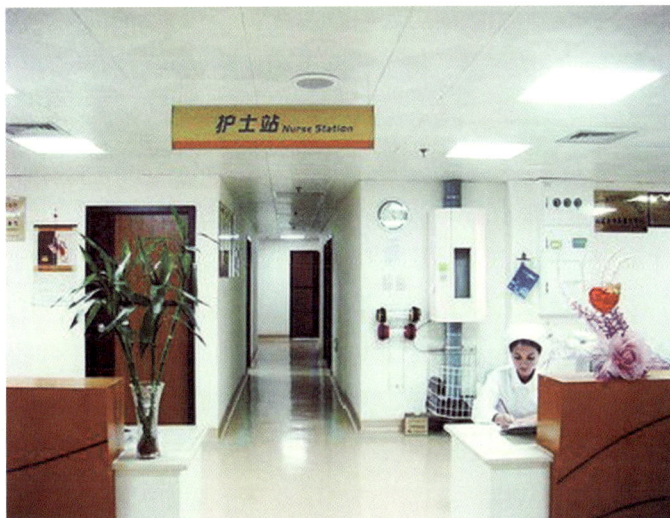

中医院外一科整洁、干净的护士站

找不到。试了几次，许丽桂还是没有十足的把握，她知道这个病人是因为相信她的技术而来的，这让许丽桂感到前所未有的压力。但是，她还是决定第二天为病人做PICC。幸运的是，第二天，许丽桂顺利地找到了血管，整个PICC的过程甚至比往常更为顺利。病人感动极了，一直说："很好，谢谢！谢谢！"病愈出院后，这位病人和她的子女每逢佳节，都会给许丽桂发来短信祝福，一直惦记着那份帮助。

另一位病人林某，两年前因为肿瘤做子宫全切手术花光了积蓄，祸不单行，去年又被确诊为胃癌。林某只好在福州当地的小医院做了手术，但是面对术后昂贵的化疗费以及化疗带来的巨大痛苦，她甚至想放弃治疗。后来，她转到了中医院，许丽桂开始慢慢跟她聊天，开导她，并帮她做了颈外深静脉的穿刺置管。林某感动极了，从这以后她每次来化疗，总是点名要找许丽桂为她进行穿刺。

黄小芳不怕脏累，主动承担造口护理工作

前段时间，外一科来了一位老伯，因为回肠造口护理不当，粪水污染导致周围皮肤溃烂。回肠造口的分泌物是含有强腐蚀性消化酶的粪水，因此处理这种病例，又脏又累。但是护士黄小芳主动要求承担给老伯换药。黄小芳每次弯腰换药都需要一个小时左右，而且换药时造口的粪水直流，常会溅到黄小芳身上。黄小芳一边耐心地用纸巾为老伯擦去粪水，一边给周围溃烂的皮肤上药。待药吸收后，再给老伯擦洗干净，待干，贴上溃疡贴。一个多月下来，老伯造口周围的皮肤恢复了正常。在此期间，老伯的家属多次给她送红包、礼物，但是都被她一一退回。

这个月，科里有一位结肠造口的病人。他的造口跟切口、肚脐离得非常近，而且造口皮肤黏膜分离、厌氧菌感染，分泌带有恶臭的脓性液体。为了更好地护理造口，防止粪便污染切口，黄小芳主动揽下切口换药的工作。换好药后，她还要去好几趟，检查造口有没有渗液，以防污染切口。病人及家属因为她的细心多次表扬她，甚至还说："你要是我女儿多好啊，要不我收你做我的干女儿吧！"有一次给患者清理完造口，回到护理站，同事们突然说："奇怪，怎么这么臭？"这时候黄小芳不好意思地说："刚换完造口，换药换太久了，全身都是这个味，我都麻木了。"经过两周的精心护理，患者的切口拆线了，造口的皮肤黏膜也长好了。

患者点名要全雁红换药

全雁红作为一名 PICC 专科护士，以娴熟专业的 PICC 穿刺技术及认真细致的 PICC 维护工作为静脉输液困难的患者排忧解难，让他们不再承受因穿刺带来的痛苦，从而顺利完成治疗。

患者林某对 PICC 敷贴过敏，导致皮疹，整个皮肤就像荔枝的表皮一样，又疼又痒，十分痛苦，全雁红知道后主动承担起他的换药工作。因为林某对原本的敷贴过敏，所以，每次换药全雁红都要重新寻找、尝试其他抗过敏的敷贴。经过几次换药，全雁红终于找到了合适的敷贴，患者的皮疹也逐渐痊愈。从此，林某对她非常感谢并非常信任她，每次换药都要求她来换，他说："只要见到雁红，我就放心很多。"不仅如此，很多其他留置 PICC 的患者都点名要她换药，她也从来没有推脱过。即使大夜班时，她也坚持给病人换完药后才回家休息。

杨小荣孕期反应强也不请假，发高热坚持上夜班

杨小荣是中医院外一科的一名普通护士，在自己的岗位上默默地付出着，尽心尽责地照顾好每一位病人。

不久前，外一科接收了一位无名氏病人，精神异常，没有家属，全身溃烂，感染。他是晕倒在街上被救助站的工作人员送来的，看起来很久没洗过澡，全身都臭烘烘的。同科室的病人都不敢靠近他，就连

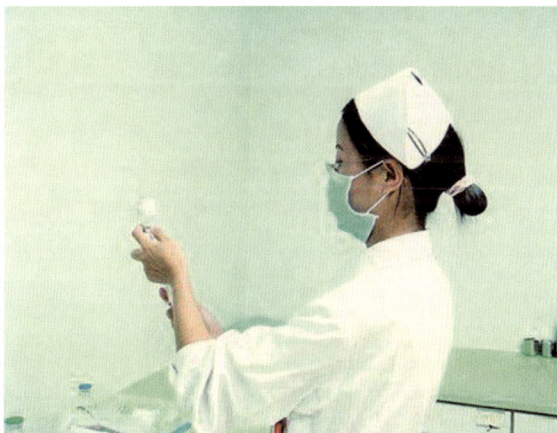

外一科护士在规范操作

护士也有些犹疑。这时，杨小荣主动申请照顾这位病人。杨小荣细心地为他清洗伤口，打点滴。后来，病人终于苏醒了，杨小荣还将自己刚热好的饭递过去给他吃。慢慢地整个科室的病人都知道杨小荣，知道她对病人无微不至的关怀。有的患者甚至亲切地叫她"我的天使"。

杨小荣怀孕后，前期反应强烈，孕吐很厉害，吃不下东西，身体虚弱。一天早晨，杨小荣正在配药时，可能因为空气不流通，加上身体虚弱，她突然晕倒在治疗室。她醒来后做了个胎心监测，知道宝宝没事，不顾同事们的劝说，又接着干活。杨小荣在孕后期患有妊娠糖尿病，手脚僵硬，可她从来没有落下一轮夜班，没有请过一天假。因为她知道，整个外一科的工作繁重，几乎可以算是全院最辛苦的科室，少了她，其他同事肯定忙不过来。

有一次轮到杨小荣值夜班，但是她已经感冒发热，加上肠胃炎拉肚子，同事们心疼她，劝她不要上了。护士长许丽桂也心疼地问她："行不行啊，不行就不要勉强了。"她心想，"不行也要行啊，现在六天一轮夜班，同事们各自的夜班都缓不过气来，还要顶自己的夜班，大家都不容易。"可到后半夜她开始发高热，体温升到39℃，整个人都在发抖。但是她还是没有请假，她想："半夜了，快接班了，咬咬牙就过去了。"

就是这样一个普通的护士，用毅力坚持在自己平凡的岗位上。

张美燕默默无闻，悉心照顾每一个患者

张美燕虽是一名护理员，但她所承担的工作比起其他的护士，丝毫不见得轻松。

每位患者走进中医院外一科，张美燕都会上前接待，她亲切地询问每一个病人的情况，带他们到病房，为他们整理病历。她每天早晨7时准时上班，然后就开始为所有患者做晨护，包括长期瘫痪躺床的患者、大小便失禁患者、打架被刀刺伤血淋淋的患者、无家属陪护好几天没洗澡的患者、人工肛门造口漏得满床都是大便的患者，等等。她从来没有一句怨言，反而用明朗的笑容安慰病人说："没关系，我来换。"然后细心地帮病人更换干净的床单、被套、枕头。

郑某是一个肠癌做造瘘口患者，因为行动不便，他每次翻身总把粪便弄得床上到处都是。张美燕都不厌其烦地为他更换床单、被套。面对患者的"不好意思"，她总是微笑回答："没关系。"

细心的她总是默默地整理好病区的每个角落，有她在大家都不怕找不到东西，只要喊一声"美燕，看见剪刀了吗？"无论什么，她都会帮你准备好，即使这不是她分内的事，她都笑眯眯地帮助别人，加班加点，无怨无悔。前些天，病房来了

一个 2 岁小朋友做疝气手术。术后，小朋友有些轻微发热，医生说这是术后正常反应。但是，家属非常紧张，一直担心小孩会不会发热得更厉害，一定要给孩子裹上厚厚的衣物。张美燕连忙向家属解释："阿姨，您不要太担心了，哄哄孩子，他就不哭了。"转身她就帮忙哄起患儿，并把孩子的手脚露出来，直到孩子停止哭泣，退热为止。美燕转身打算离开时，家属追出来感谢她，说下班后要请她吃饭，她笑着摆摆手说："不用了。"

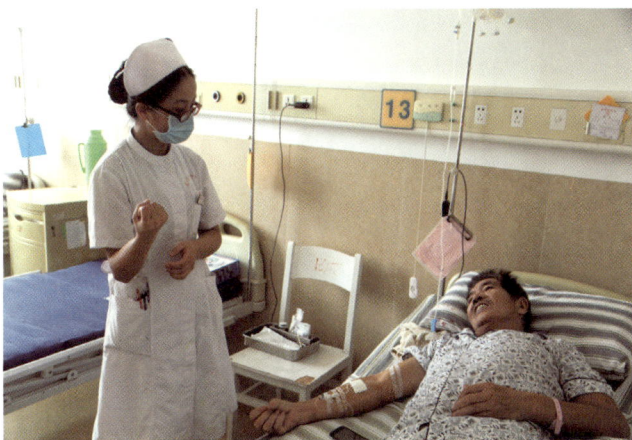
护士因贴心服务被患者称颂为"我的天使"

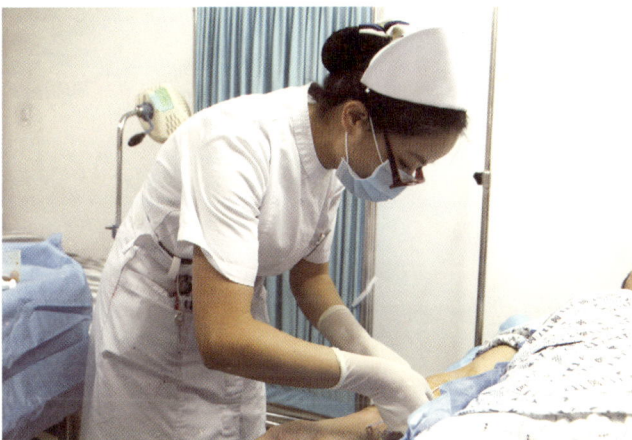
外一科护士在给患者进行护理

在平淡、繁重的工作中，外一科护理团队每位成员的心都是火热的。她们一直在努力更新服务理念，增强服务意识，提高服务水平，营造良好的就医环境，构建和谐的医患关系，使外一科的护理工作更上一个台阶。

（黄琳、张旭灿、刘蓉）

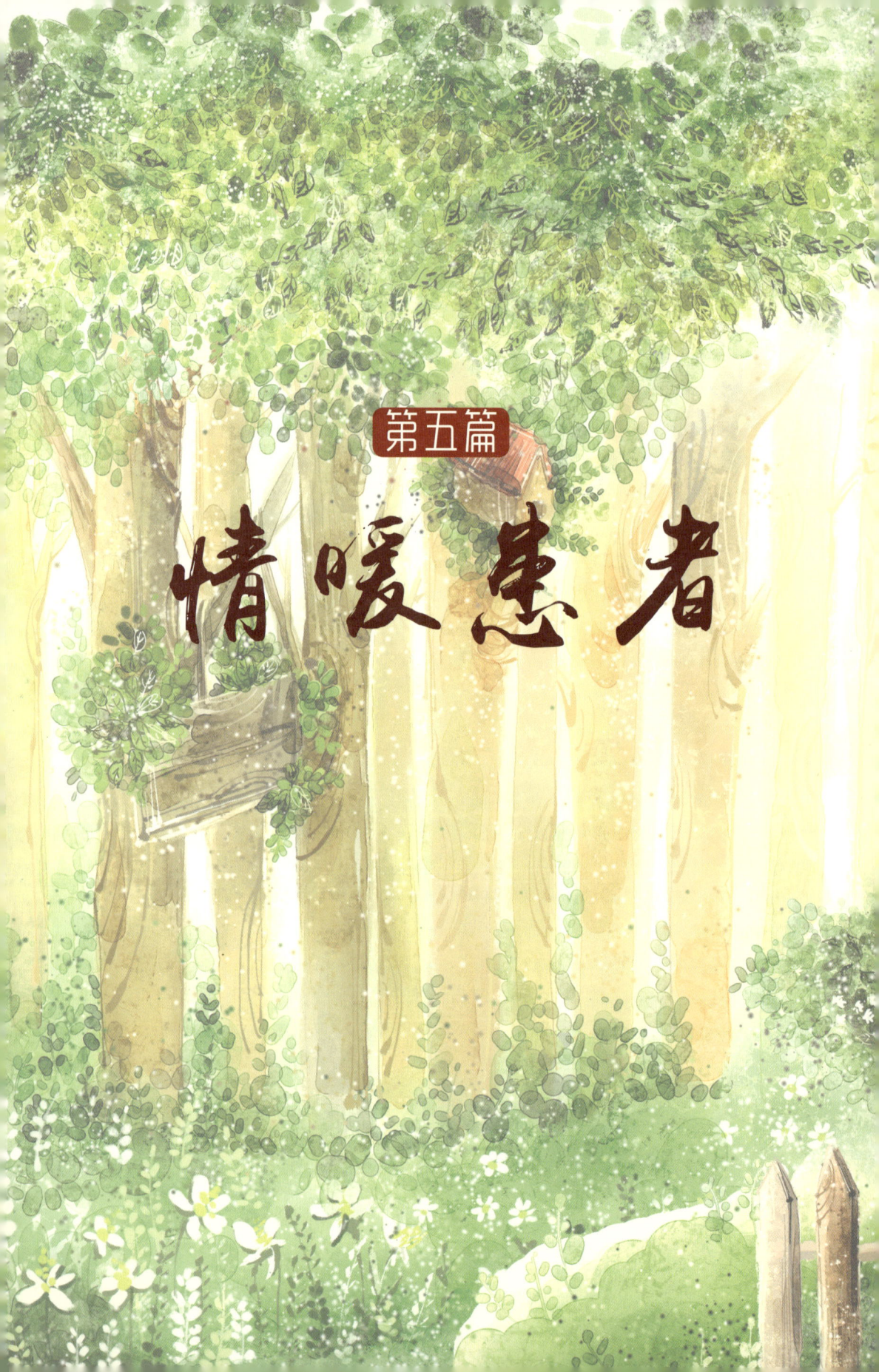

第五篇

情暖患者

人文关爱根植于每位医务人员心中

——厦门大学附属中山医院积极开展医学人文建设，患者满意度明显提升

2014 年 4 月 10 日，一场别开生面的医学人文沙龙在厦门大学附属中山医院举行。此次活动由厦门市卫生局组织，来自全市 13 家医院人文关爱合作试点病区的相关负责人共 80 余人参加。大家在实地探访和深入交流后，对中山医院近年来采取的一系列人文举措赞赏有加，对该院人文建设取得的成效给予了高度评价。

厦门市卫生局局长杨叔禹用"感动"二字充分肯定了中山医院在医学人文建设方面做出的努力。他说："患者家属对医护人员发自内心的满腔感激之情，让我非常感动！目睹了那些点点滴滴为患者着想和设计的服务细节，我非常感动！尤其是国家临床重点专科消化内科，作为'人文·关爱'试点病区，工作开展得有声有色，处处体现了人情味。"他建议全市卫生系统都来参观学习，彼此交流切磋，在感动中获益。

厦门大学附属中山医院院长蔡建春说，中山医院向来重视医学人文建设，这两年更加深入地推进这项工作，将其与优质护理、"三好一满意"、"提高两个满意度"等各项工作融为一体，取得了很好的效果，医患纠纷、投诉明显减少，2013年全年患者投诉量比 2012 年少了 63%。他深有感触地说，"医学人文建设是一个潜移默化的过程，是一个润物细无声的过程。'医者仁心'，人文关爱不能只停留在静思语、小册子，而应当成为根植在我们每个医护人员内心的素养。"

"近年来医患关系日趋紧张，这与双方理解沟通不到位有很大关系。我们通过积极推动医学人文建设，从自身做起，做有人情味的医者，就是为了构建和谐医患关系，更好地服务患者。"中山医院牛建军副院长表示，新的病房大楼已正式投入使用，中山医院将以此为契机，在全院范围内积极开展"人文·关爱"合作试点病区工作，将医学人文建设进一步推向深入。

细节见真情，处处感受"家"的温暖

中山医院消化内科是厦门医疗界的一块金字招牌，也是我市卫生系统首批"人文·关爱"合作试点病区之一。在这里，人文关爱无处不在，无论患者还是医护人员，都能体会到"家"的温暖。

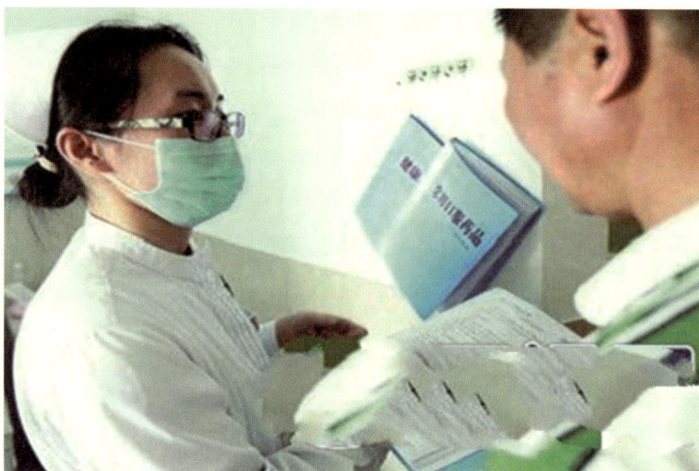

患者入院，护士第一时间送上 3 本手册，里面的内容实用又贴心

患者一进消化内科病房，护士第一时间就会送上 3 本手册，分别是健康教育手册、消化内科口服药手册、生活指南手册，里面的内容实用又贴心。病房设有各种温馨提示牌，病区配备了微波炉，还为每位病人配备了脸盆架、检查专用袋；科室设有家属休息室和阳光活动室，为患者及家属提供吃饭的桌椅，人们可以在里面阅读书报杂志、健康科普资料，也可以取出棋盘拼杀一番；住院患者过生日，医护人员会送上生日贺卡，逢年过节会给患者发放福包。

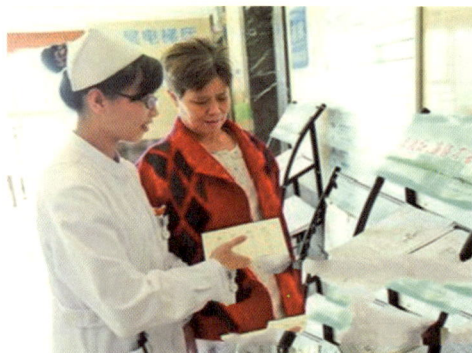

患者和家属可以在阳光活动室下棋、阅读书报杂志和健康科普资料

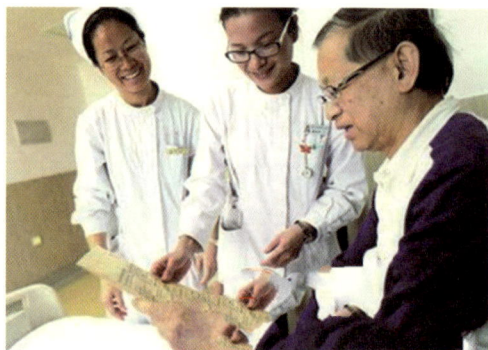

护士为患者讲解出院注意事项

在消化内科，人文关爱体现在每个细节当中。"有病人反映，医生护士戴上口罩都长得一个样，搞不清哪个才是自己的管床医生和护士。为此，我们为每位新入院病人准备了一张护患联系卡，上面有管床医生、护士的姓名和联系方式。"消化内科蚁双莲护士长说。科室还为每位出院病人准备了病历专用袋，方便患者收纳整理相关病历资料，以免遗漏，袋子里也留下了医生的联系方式，方便患者日后咨询。

正是这样点点滴滴的关爱，传递着满满的正能量。一封封感谢信，表达着病人和家属的感激之情，让医护人员更加坚定了开展医学人文建设的决心。

提升员工幸福感，和谐团队传递爱

人文关爱，不仅关爱患者，也要关爱医务人员，医务人员感受到关爱，才能更好地把这份爱传递给每一位病人。作为国家临床重点专科，中山医院消化内科收治的患者来自全省各地，病人多、急危重症多，医务人员长期超负荷工作，如何能够做到忙而不烦呢?

为了提升员工的幸福感，营造和谐的团队氛围，中山医院经常组织各种趣味运动会，丰富职工们的业余生活，帮大家纾解压力；消化内科还经常组织亲子活动、家庭活动，许多工作上的小矛盾在丰富多彩的集体活动中不知不觉就化解了。

寒冷的冬天，洗手池边一瓶小小的护手霜，让医务人员的手不再那么干燥；科室专门为护士配了对讲机、PDA，减少来回走动，节省时间，护理车旁配备了椅子，护士不用长时间站立，减少了下肢静脉曲张的发生；有人过生日了，大家亲手做可口的饭菜，送上生日礼物；有人生病了，除了问候，大家还会利用休息时间去照顾；下班了，科室组织才艺秀，姐妹们坐在一起各显神通，有人练习书画，有人制作出精美的手工，既为病房增添了亮丽的色彩，又增进了同事间的情谊。

有一次，护士小许值夜班，女儿生病了，婆婆也生病卧床，一老一小在家没人照料，科室两名没有值班的护士主动帮她照顾，小许很是感动，"我也想把这份感动带给其他同事，带给每位患者。"

贴心服务患者，人情味医疗不再冰冷

多年来，中山医院消化内科坚持以临床为核心，教学、科研为动力，致力于学科建设和医疗服务的提升，并搭建了海峡两岸疑难病会诊平台，不断促进海峡两岸的医学交流与合作。在这里，患者感受到浓浓的人情味，一些困扰自己多年的疑难杂症也逐一解除。

消化内科主任任建林非常重视提升科室成员的人文素养，他经常和医护人员分享一些好的书籍，激发大家的工作热情，引导大家换位思考，急病人之所急。他还积极推动"八闽行"活动，帮助基层医疗单位提升技术水平，让更多的患者不出福建就能得到高水平的诊治。

一位 70 多岁的老阿伯，长期关节疼痛，不明原因腹泻，起初被诊断为未分化型类风湿，辗转多家医院治疗，效果都不理想。去年一次病发后，老人住进了中山医院消化内科，接诊的黄庆文医生和家属仔细沟通，详细分析了病情，认为不一定是单纯的类风湿疾病，并对接下来的检查提出具体建议。"如果他是我的父亲，我会选择做进一步的检查，虽然有一定风险，但至少能搞清楚病因，治疗起来才有针对性。"黄医生的诚恳换来家属的信任，他们同意给老人做检查。随后，医生为阿伯做了胶囊内镜检查，配合小肠镜检查，发现有一段肠子狭窄，胶囊内镜卡在了狭窄处。通过这次检查，阿伯确诊是克罗恩病，并非未分化型类风湿疾病。医生立即联系普外科专家为老人手术，成功解除狭窄，取出了胶囊内镜。由于长期受病痛折磨，阿伯瘦得只剩 80 多斤，出院半年，胖了 40 多斤，整个人神采奕奕，以前得靠老伴照看着，现在走得比老伴还快。

黄医生说，"为了患者，我们不怕担风险，积极与国内外专家互动交流，搭建各种'空中会诊'平台，免费为疑难病患者会诊，经常利用休息时间自费打长途电话与北京、上海的专家们商讨病情。虽然很累，但是能够治病救人，我们的付出就有价值。"

ICU：干得好不好，我们的良心知道

在医院里，ICU（重症监护室）是最富神秘色彩的地方。这里几乎与外界隔绝，住的都是危重症患者，医疗和护理的任务格外繁重。

ICU 的病人感觉没那么灵敏，护士为他们擦澡，水温是太凉了还是太烫了，往往不能很好地表达。为此，科室特地配备了婴儿水温计，精确测量水温，再为病人擦洗。有些建筑工人在工地上发生意外被送进 ICU 抢救，护士发现他们脚底板结满老茧，专门找了砂纸为他们磨脚。

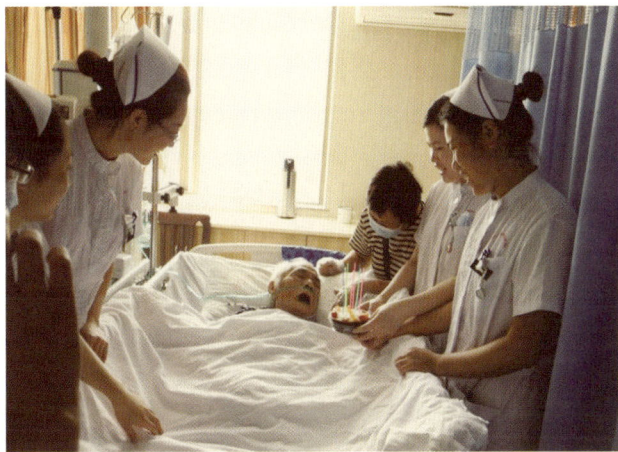

护士为老年病人过生日

ICU 的护士不少是"80 后"、"90 后"，在家里都是父母的掌上明珠，在医院里却干着最脏最累的活。护士长王宝春常常教导年轻护士，"我们的患者大多处于昏迷状态，又没有家属陪伴，我们的护理工作做得如何，说实话，没有人知道。但是，我们自己的良心知道！"

每年除夕，王宝春都亲自为住院病人擦澡。一位阿婆动情地说，"我病了这些年，我的儿子、女儿都没为我洗过澡，没想到大年除夕，是你给我洗澡，让我干干净净地过新年。"

一位年轻护士为病人泡脚，病人十分感激她，"我这辈子还没像今天这样舒舒服服地泡过脚呢！"这位护士听了很有感触，她对护士长说，"回家后我一定要为爸爸妈妈泡脚，让他们感受到儿女的孝心。"

乳腺外科：护士兼做"心理咨询师"

乳腺外科大部分是女病人，病情较重，内心敏感细腻。科室定期举办乳腺健康俱乐部活动，医患、护患零距离接触，同时让患者之间互相交流，打开心扉，分享治疗心得，共同寻找抗击病魔的勇气和信心。科室还建立了患者 QQ 群，安排专人在线答疑，方便大家交流和咨询。

有一位重庆来厦打工的女子患乳腺癌到乳腺外科住院治疗。她文化程度不高，经济又比较拮据，因为担心别人瞧不起，她经常无缘无故大发脾气，总爱扯着嗓门嚷嚷"我有钱，我有的是钱"。医护人员当起了"心理咨询师"，经常和她谈心。杨素梅主任每次查房都仔细询问她的病情，尽量用浅显的语言说得她能听懂，热心的护士还充当翻译，将医生的普通话翻译成四川话，方便她理解。为维护她的自尊心，护士从不在病房里当众提她"已欠费"，而是在走廊里没人的地方单独提醒她。科室还为她申请了乳腺癌救助基金，帮她缓解燃眉之急。

经过1次手术6次化疗，这名女子的病情基本稳定了。出院时，她向医护人员深深地鞠了一躬，真诚地说了声"谢谢你们！"

妇产科：护士献血救宫颈癌病人

妇产科一位宫颈癌病人急需手术治疗，恰逢春节来临，血站的A型血库存不足，病人的几位家属验血都不合格。手术不能再拖，怎么办？关键时刻，妇产科两位护士挺身而出，"我们是A型血，抽我们的血吧！"她们利用下班时间，奔赴血站无偿献血，赶在手术前一天为病人筹足了备用血。病人和家属感动得直掉眼泪。冬天冷，护士还用电热毯为病人暖被褥，让病人手术回来躺在床上暖烘烘的，暖身更暖心。

像这样感人的故事天天都在妇产科上演。一位女子人流没有做干净，术后出血，导致严重贫血。她自幼被抛弃成为孤儿，长大后家境贫困，担心无法支付医疗费，她坚持要出院，可是一旦出院，她随时可能发生大出血危及性命。科室医护人员自发捐款，为她筹了数千元的医疗费。护士长还时常炖汤给她喝，帮她补身子。其他病人和家属被医护人员的爱心所感动，也主动为这名患者捐款捐物。

呼吸科：遇事多沟通，得理且饶人

医护人员在工作中常遭遇委屈，此时，沟通尤为重要，即使有理，有话也要好好说。

呼吸科一位慢阻肺患者，年龄大，子女不怎么来看望，脾气暴躁，经常打骂护士，护士仍坚持给他买早餐。他有时闹脾气，"我今天不想吃干饭，想吃稀饭。"护士还抽空为他煮稀饭。

有位患阿尔茨海默病（老年痴呆症）的阿婆住在呼吸科，护士把她当自己的奶奶对待，为她理发、讲故事。可是，有一天，阿婆的儿子怒气冲冲地质问，"我妈说今天有护士打她，马上把这护士叫到我面前！"医护人员再三解释沟通，同病房的病人家属最后道出了原委：原来是一位护士为阿婆翻身拍背，促进痰液排出，预防肺部感染，阿婆没表述清楚。

造口门诊：专家型护士也坐诊

随着医学的发展，护理的内涵和外延都得到了拓展，护士们的工作早已不局限于简单的发药、打针，护理工作的技术含量越来越高，护理队伍的综合素质逐步提升，专家型护士不断涌现。

中山医院的陈丽娟护士本科毕业后进一步深造，取得国际造口治疗师资格认证，致力于为手术后长期戴粪袋的"造口人"服务。医院还在闽西南率先成立造口门诊，由陈丽娟、蔡秋妮、康双玲等三位专业造口师坐诊，为"造口人"提供最专业的护理和咨询服务，帮助他们选择最适合自己的造口用品，帮助处理造口或造口周围并发症如出血、粪水性皮炎等。在陈丽娟的帮助下，不少"造口人"找回尊严，重拾信心，重返工作岗位，恢复正常生活。该门诊每个月接诊100人左右，取得很好的社会效益。

中山医院的专家型护士还有很多，医院还开设了伤口门诊，由专业的伤口治疗师蔡秋妮为各种伤口患者提供专业的服务。PICC门诊则由蔡志云主管护师、郭琛护师定期坐诊，她们独特的PICC置管技术帮助不少血管条件差的患者成功建立并维持了血管通路，为后期的治疗打通了生命线。

（陈芳）

全方位服务彰显人文关怀，成就双满意

——厦门市海沧医院坚持以患者为中心，构建和谐医患关系

近日，在海沧医院产检的小王发现，海沧医院全覆盖免费 WiFi 了。据悉，只要连接名为"xmhcyy"的无线网络，即可接入互联网浏览新闻。这是海沧医院近日对病人提供的一项免费增值服务。

其实，不单是免费 WiFi 这个看似不起眼的贴心服务，就连患者走进病区，也不再是冷冰冰的简单程序化问答句，从医护人员悉心的问候到床头展示心情的脸谱小卡片，患者们处处都能感受到医护人员浓浓的人情味。

副院长庄建民说，在海沧医院，患者感受到的，不仅是专业技术，还有一切以病人为中心的全方位服务。一些看似无心的细节方面的人文关怀，彰显着海沧医院"百年救世"的文化内涵。

局长心声：缓解"三高"，破解"三难"，实现"两个满意"

厦门市卫生局局长杨叔禹：

近年来，随着群众医疗服务需求的不断提高，我市医疗资源相对不足，我们医务人员长期处于"三高"状态——高负荷、高压力、高风险，而患者看病有"三难"——找好医院难、找好医生难、住院手术难。因此，我们医疗服务的目标是缓解"三高"，破解"三难"，实现"两个满意"——让医务人员满意、让患者满意。

为了让医务人员满意，我们一直在提高医务人员收入、缓解工作压力等方面做积极努力，我们希望通过提高医务人员满意度，促进他们更好地为患者服务。同时，我们大力倡导医学人文建设，弘扬人文关爱精神。我们鼓励医务人员立足本职岗位，从我做起，从小事做起，做有人情味的医者。

医学是冷峻的,但医者需要温情。好的医者要有高超医学技术,更要有深厚的人文素养,做个有人情味医者,给病人多点关爱,让患者满意,有利于医疗服务质量提高、医患关系的暖化。

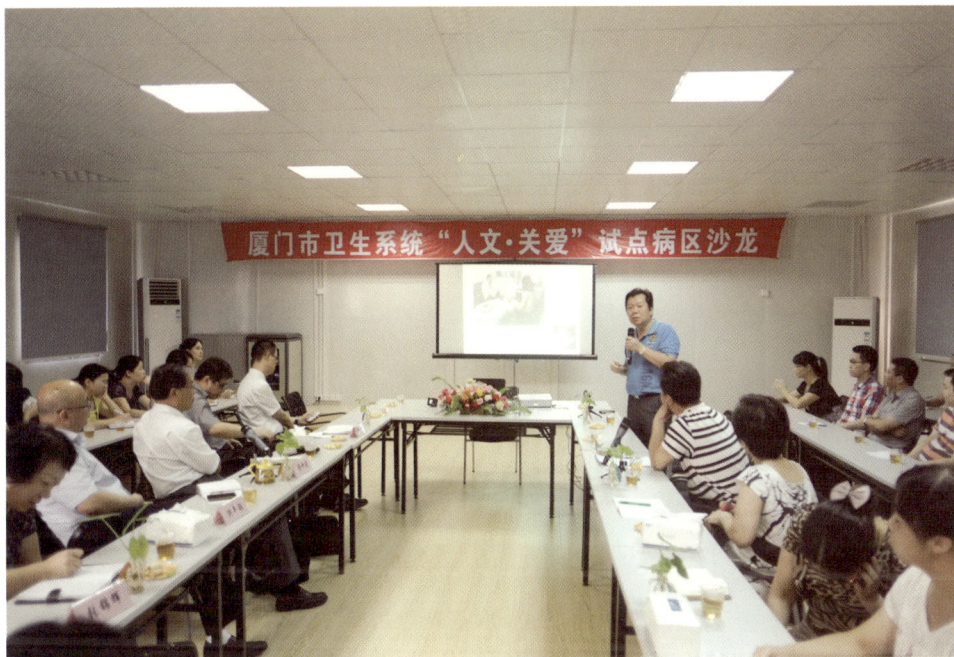

医院定期举办人文病区沙龙活动

专家说法:海沧医院为公立医院管办分离开创先河

市编办主任吴毅飚:

海沧医院作为厦门首家法人治理结构新模式的公立医院,作为医改中的一项重要内容,在探索公立医院管办分离上,它开了先河,也给厦门公立医院起了很好的带头作用。

目前,推广这种新的管理模式的城市不少,但有成功经验的不多。原本,海沧医院由市、区共同管理,表面看起来是多头管理,"婆婆"多,现在通过理事会成员多元化的方案，由区领导、市主管部门的领导、医院领导、职工代表担任理事会成员，共同决策，这样，你中有我，我中有你，把多个"婆婆"并为一个"婆婆"，理事会成员共同承担责任，保证沟通渠道顺畅，在医院的投入、人才引进、硬软件建设、公共卫生等项目上，理事会成员间的配合都很好，决策效率高，与基层对接得也不错。要肯定的是，海沧医院理事会目前运行得很不错。

理事会成员不是"拉郎配"，而是把今后对医院发展能起作用，最合适的各界人选集中在一起成为理事会。对此，市编办在对理事会成员的构成也一直在严格把关，希望能通过规范管理促进民主，从而开创海沧医院协调有力度、决策有依据、执行有效率的新局面。

新的东西，面临挑战，没有现成的成功模式可套，只能是不断尝试，不断改进。

下一步，希望海沧医院理事会能够继续大胆尝试，建立长效的管理体制、运行机制，确保效率与民主的同时，能保护理事会的积极性，又不会对海沧医院的干预太多，限制医院的发展。希望海沧医院理事会能多走出去看看，借鉴成功的经验。

摆放心情脸谱，人文关怀由内至外

2013 年 6 月开始，厦门市卫生局启动了"'人文·关爱'合作试点病区"创建活动，独立建制的厦门市海沧医院内一科成为首批试点病区。内一科秉着"做一个有人情味的医者"精神，积极吸纳台湾地区医疗系统的人文精髓，结合"优质护理"、"病人和医护人员两满意"等活动，不断改进医疗和护理理念，变"要我服务"为"我要服务"，以人为本，在促进患者和医务人员双满意活动中，取得了不俗的成绩。

现在，走进内一科，病房入口处就能看见一站式服务台，院内工作人员利用休息时间当志愿者，帮助解决每位入院患者遇到的问题。医护人员努力做到五个多：入院多介绍、晨间多问候、操作多解释、治疗多安慰、出院多关照。营造一种充满人情味的、关心患者、尊重患者、以患者为中心的人文环境。

病人对医生多半比较敬畏，一般不敢直截了当对医院、医生表达情绪。为解决这一问题，护士们特别在每个病床床头摆放心情脸谱，开心或不开心，都由病人自主将小脸谱卡片插入插槽中。小小脸谱，让病人有个情绪释放渠道，也便于医院了解患者的真实想法。护士查房时发现病人不开心，会主动关心患者，询问是不是对医疗服务有不满，或是家庭出现困难，及时和家属、病人进行沟通。如果是患者对医疗服务有意见，就进行有针对性的整改。

医护人员还通过多种途径将关爱延伸至院外，建立了QQ沟通群，医护人员在网上对患者进行糖尿病、高血压等疾病健康教育及饮食指导，对在家中长期卧床的患者进行随访，为其褥疮换药、更换导尿管、指导家属定期翻身，还建立了亲情联系卡片，如病人在院外需要医疗帮助，可随时根据亲情联系卡上的联系方式与科室医护人员联系。

一位患有糖尿病、糖尿病周围神经及血管病变的老奶奶，因种种原因，缺乏亲人关爱，长期心理抑郁，不愿与人交谈，时常通过床旁"心情脸谱"间接表达内心的苦闷。医护人员与其进行积极的沟通和交流，努力走进老奶奶的内心世界，

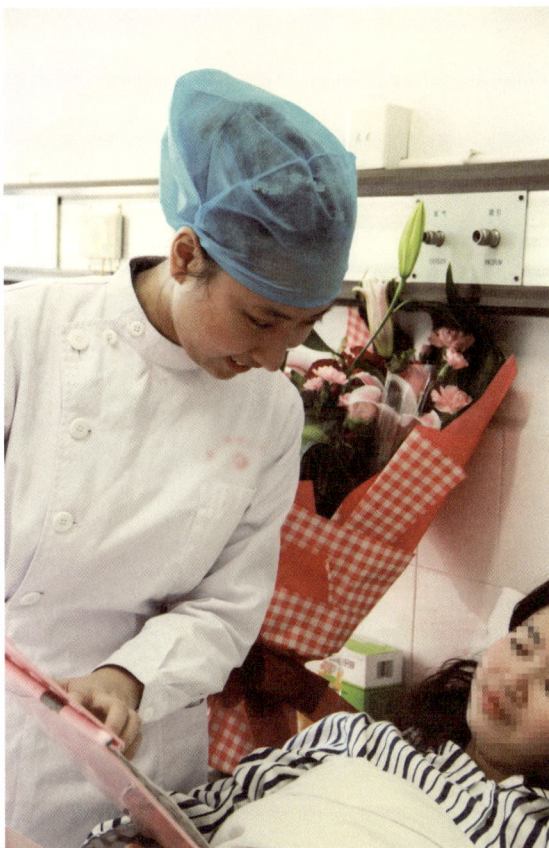

护士给患者讲解护理常识

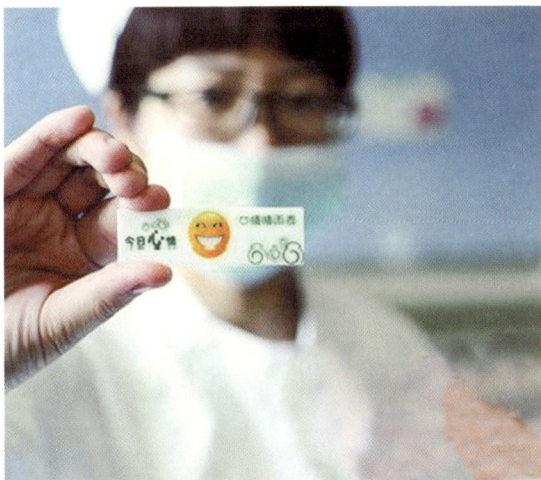

心情脸谱，让医护人员对患者的心情一目了然

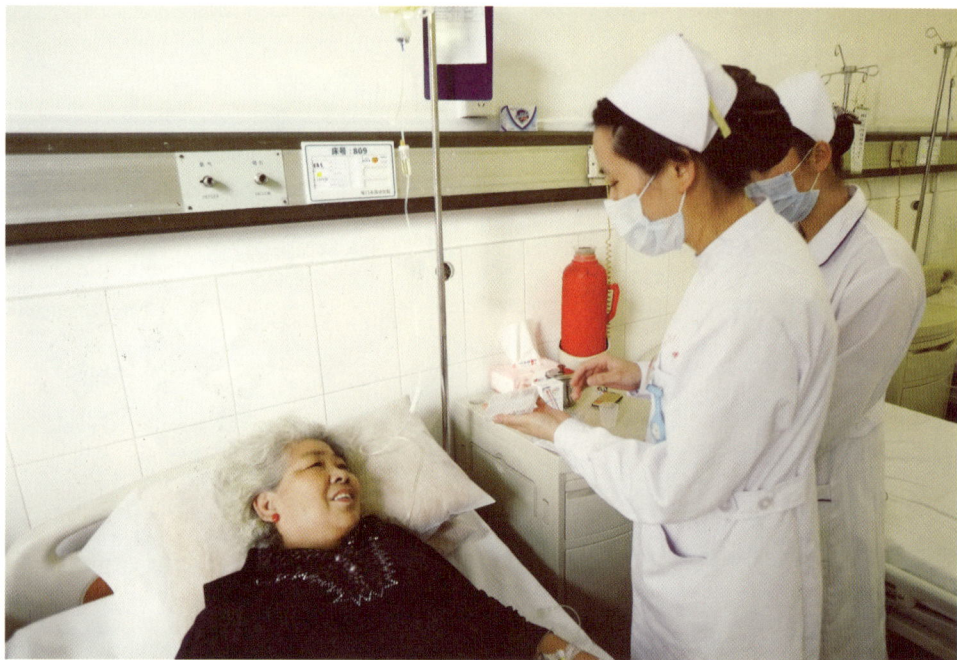

护士仔细叮嘱患者如何用药

体会其孤独和痛苦，并进行劝慰、疏导。医生和护士在查房和护理过程中，像对待自己的亲人一样去关心、体贴老奶奶，奶奶生日时，便送上鲜花和蛋糕，时常用轮椅推送她至病房外花园旁、草地上看太阳、看月亮、玩游戏、拍照，老奶奶脸上逐渐露出了甜蜜的微笑。回到病房后，老奶奶偷偷地摘下了"苦闷表情卡"，挂上了"开心表情卡"，那一瞬间，护士们倍感欣慰，眼眶也湿润了。

内一科在打造"'人文·关爱'病区"、不断改进服务质量的过程中，医护人员还陆续收到了很多病人的感谢卡、感谢信等，科室医护人员都真切地感受到了"人文关爱"的强大力量，对人文建设的成果感到非常自豪和满意。海沧医院还将进一步扩大"人文·关爱"病区，庄建民说，2014年3月初，医院特别派出普外科、肿瘤科、骨科的医护人员到台湾去学习人文建设方面的举措与经验，接下来，这三个病区也将打造"'人文·关爱'病区"。

救治奇迹宝宝，关怀中显大爱

被全国熟知的"3·18奇迹宝宝"是带着胎盘和脐带被送到海沧医院救治的。这个孩子在海沧医院救治时，得到了全院医护人员的关爱。在这场奇迹宝宝的救治中的每个环节，海沧医院的医务工作者都表现出对患儿人文关怀中的大爱。

据副院长庄建民介绍，奇迹宝宝一到医院，急诊医生第一时间做好新生儿的前期处理及生命评估，把擦伤部分做好清创后，妇产科及儿科专家也赶至急诊科，做断脐及其他处理。同时，医院的普外科、神经外科、骨科医生都赶到现场协助处理。

同时，海沧医院党委与团委在全院发起对奇迹宝宝的爱心救助，员工们都积极参与捐赠，院内职工捐款就达 3.8 万元。市卫生局局长杨叔禹也指示医政处第一时间调集儿科专家参与救治奇迹宝宝。

奇迹宝宝一出生就没了父母，住在妇产科的观察病区，除了医疗上的救治，更需要有人去照顾孩子的日常起居，减轻宝宝的焦虑。当天晚上，由于奇迹宝宝的家属还没到达医院，由海沧医院团委书记、副书记及一名医院志愿者看护宝宝，承担起临时妈妈的角色，她们一直忙到当天晚上 10 时，连晚饭都没顾得上吃。入院当晚，奇迹宝宝出现呕吐，医院专家马上进行会诊，但儿科主任方玫还是不放心，半夜 1 时从家里赶来确定奇迹宝宝没有大碍，才在值班室睡下。

奇迹宝宝在海沧医院救治期间，海沧医院医护人员都争做有人情味的医者，积极报名参与奇迹宝宝的救治工作。她们有的是未婚护士，有的是怀孕几个月的准妈妈，没有照顾宝宝的经验，但她们及时向已是妈妈的同

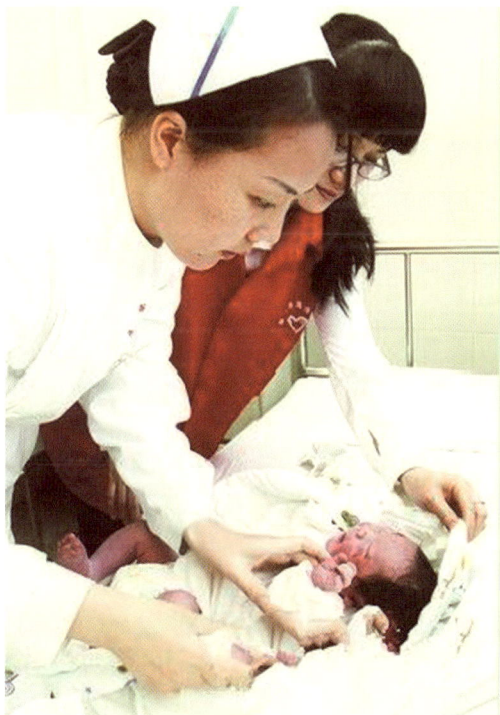

医护人员与院内志愿者悉心照顾奇迹宝宝

　　事请教照顾宝宝的经验，到产科学习护理婴儿的技术。承担照顾宝宝的志愿者大多是海沧医院的护士，她们利用休息时间，用专业知识去护理奇迹宝宝，很多护士妈妈把家里宝宝使用的东西洗干净后拿到医院，宝宝缺什么东西，科室的医生护士都会自发地买给他。

　　儿科主任方玫说，对奇迹宝宝的救治，全院通力合作，这是很自然的事，鼓浪屿医院"百年救世"的人文精神就是团结、合作，对患者的关爱。在平时，只要是院内碰到相关会诊，或是协助其他诊疗，各科医师都能密切配合，共同商讨病人的诊治方案。奇迹宝宝是最需要人文关爱的宝宝，这份关爱，不单是指医生有救治的职责，整个医院和儿科的医疗团队还倾注了同情和关爱在里面。

　　正是海沧医院的全体医务人员坚持传承鼓浪屿医院百年救世的人文精神，每位医生都与患者真诚相待，才获得行业内的认可。海沧医院肿瘤内科副主任医师冯水土与神经外科护士长黄严金分别获评厦门市第三届"十佳青年医生"、"十佳青年护士提名奖"。

　　海沧医院独立建制一周年，快速的发展与该院探索法人治理新结构是分不开的。"立足海沧、放眼三甲"，海沧医院理事会成员一致认为，厦门市海沧医院恢复独立建制的第一个五年是黄金的五年，是关键的五年。未来，海沧医院将探索与研究并行，掌握法人治理结构的真谛，把企业成熟的管理办法引入医院管理中，努力形成成熟的、可复制的先进管理模式。

（蓝玉培、刘蓉）

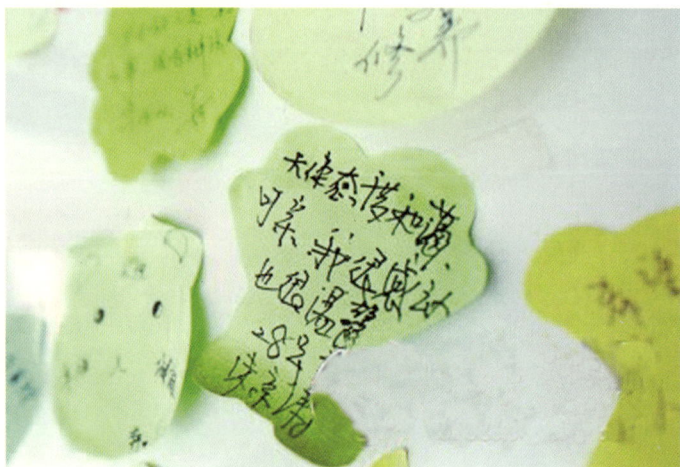

爱心墙，上面写满患者感谢医务人员的话

小小微信圈 传递大关怀

——厦门大学附属第一医院同民分院妇产科运用微信平台为患者提供温馨服务

同民分院妇产科通过在微信上开辟"厦门同民妇产科"平台，打破时间和空间的限制，时时向患者和家属传递温馨提醒，并回答各种提问，让患者们倍感温暖。

"这就是我们一直倡导的'爱在同民'的具体表现。"院长黄继义说，他们将始终把服务落到细微之处，让患者在医院就医就像在家一样自然。

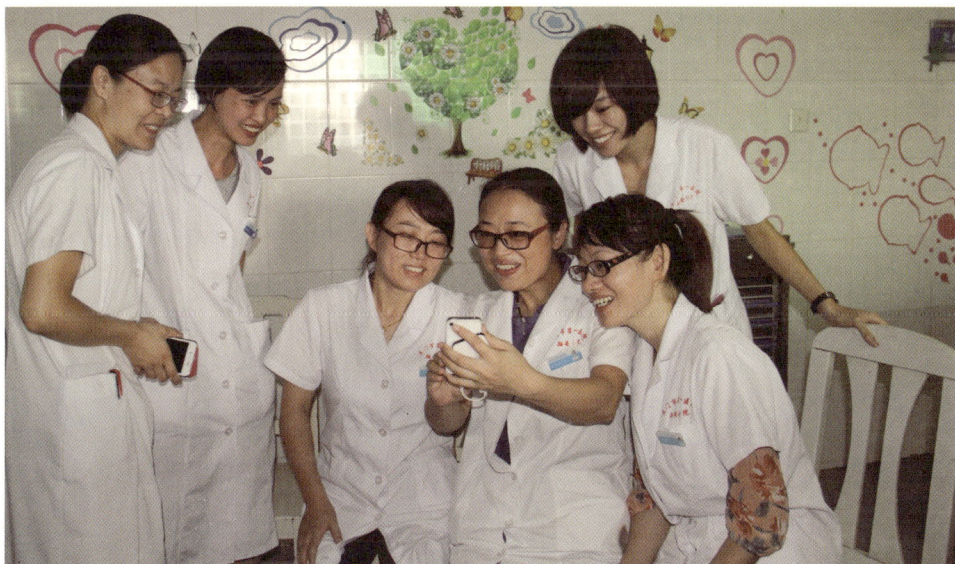

早交班前，妇产科专家张金香主任做微信问题点评

延伸服务　异地进修仍服务患者

2014 年，颇受患者好评的妇产科年轻医生王赵伟，被派往复旦大学附属妇产科医院进修。虽然身处异地，但他在微信朋友圈的更新并未停止，仍在继续为患者服务。"月子里可以洗澡吗？""哪些人不适合用排卵试纸？"……除了发布温馨提醒，他还在线上不断接受患者和家属的咨询。

"这就是高科技的好处，可以打破时间和空间的限制。"王赵伟说，在上海培训的那段时间，一有时间，他就拿出手机更新、解答，十分简便，就像把科室搬到上海一样，培训、工作两不误。

便捷温馨　产妇发母女合照感恩

王赵伟说，患者和家属通过微信平台，主要是发送一些产检表或检查报告单让他帮忙解答，因为他们看不懂这些专业、枯燥的数据。看到哪些数值不正常，他总是一一点出来，建议她们到医院复查。

经过王医生的指点，许多患者都会及时到医院就诊，从而得到及时有效治疗。

尽管线上交流未曾谋面，但是这些陌生人传递的感恩之情，也让王赵伟颇为感动。有一名孕妇经常听王赵伟的建议，减少了医院就诊的麻烦，顺利产下女婴后，她发了一张母女俩的合照给他，表达感激之情。王赵伟说，这让他感觉自己的付出得到了回报。

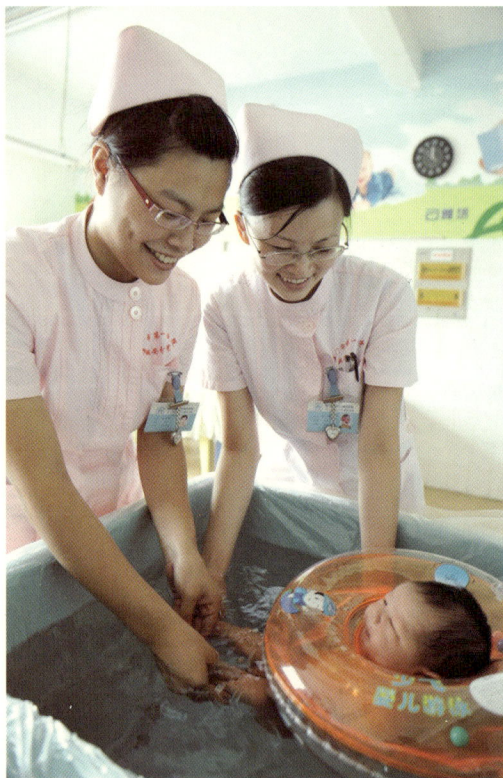

产科护士悉心呵护婴儿

无拘无束 可间接享受名医指点

在这个平台上，同民分院妇产科的年轻医生从未主动表明姓名和性别，也不去询问对方的身份，就是为了给对方营造一个轻松私密的环境，让女性患者勇敢地讲出涉及隐私的健康问题。其间，如碰到一些有疑虑的问题，这些年轻医生便及时跟科里的陈琼华博士、张金香主任、崔晓洁主任等专家沟通、讨论，然后再给予解答。这样，患者在班外时间也能间接得到名医的指点。

随着平台的扩大，同民分院妇产科的年轻医生正在考虑如何扩大服务面，如对微信上发现的一些高危孕妇或患者进行登记和实时跟踪，适时提醒她们前来检查，使服务更为有效。

（黄彩虹、戴舒静 文／图）

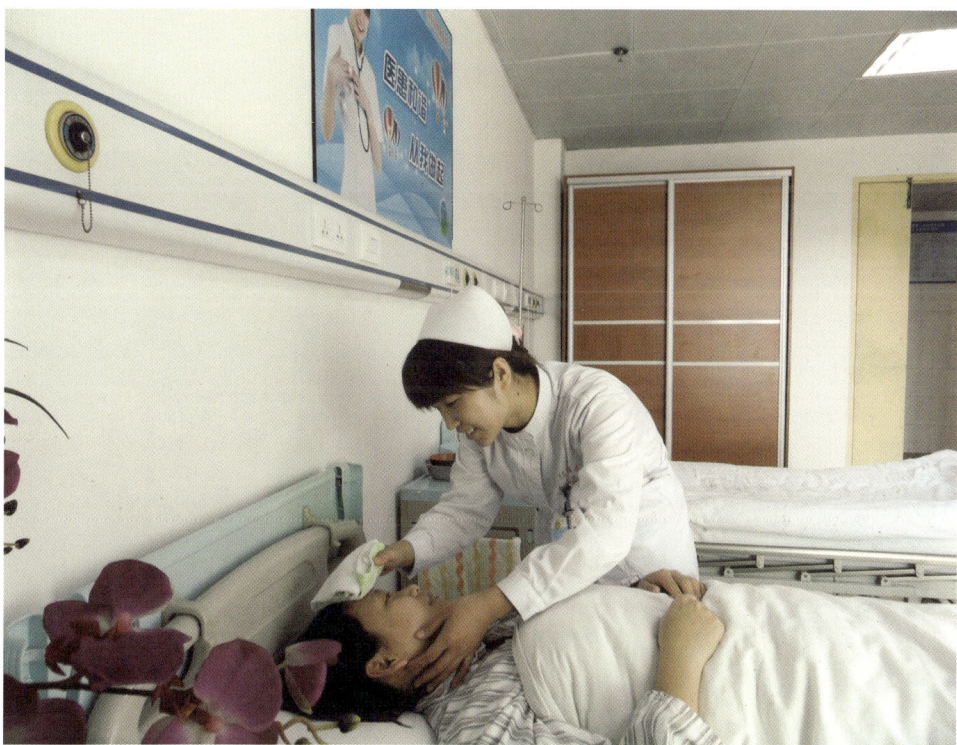

妇产科护士细心照护患者，亲如家人

尊重生命温暖病患　人文关爱在莲花

——台湾护理专家考察厦门莲花医院医学人文建设

　　2014年9月3日上午，台湾医学护理专家和厦门市卫生局领导莅临厦门莲花医院莲河总院。

　　专家们听取了莲花医院"人文·关爱在莲花"情况汇报，试点病区外科护士长汤小华、科主任褚浩分别发表心得感言，表示在学习医学人文的过程中，对尊重生命、同情病患的认识不断提高，在行为上自觉践行人文精神。会后台湾护理专家一行参观了试点病区莲河总院外科，并参观 VIP 病房。在试点病区外科，专家们与科主任、护士长亲切交流，到床边慰问重症患者。

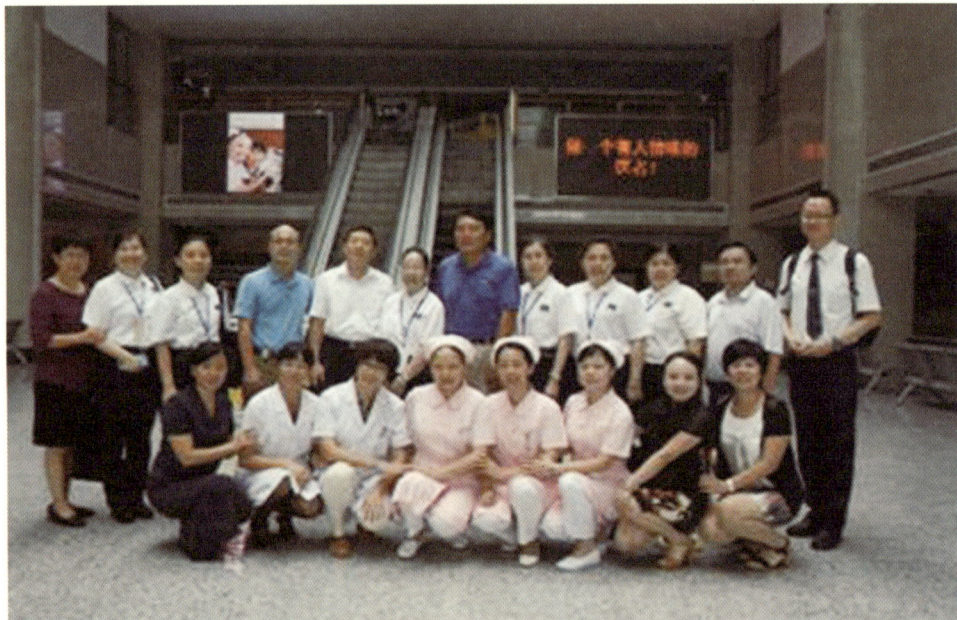

台湾护理专家与莲花医院医务人员合影

在 VIP 病区，护士长王红梅请台湾专家现场指导，专家称赞 VIP 护理做得很细致，让人很温暖。

专家们还探望了待产产妇，赠上吉祥纪念品，产妇一家感动欣喜！

台湾护理专家此行，如春风拂面，为莲花医院医学人文建设带来更直接、更深刻的指导和交流，也展示了莲花医院在人文建设方面所付出的努力以及取得的成效。

2013 年以来，市卫生局在行业内率先开展医学人文学习活动，莲花医院外科病区成为试点病区之一。莲花医院莲河总院在试点病区的基础上，创新开展"1+5"模式，选定 5 个病区为院级试点病区并向全院铺开。半年来，"做一个有人情味的医者"深入人心。医院员工精神面貌不一样了，微笑多了、服务主动了、入户访视多了，团队向心力、凝聚力强了，病人满意度提高了，员工幸福感增强了。"莲花"人将持之以恒做有人情味的医者。

为患者抠便，陪伴到最后一刻

癌症晚期的陈先生刚入院时，全身多处重度压疮，皮肤溃烂，外科护理团队为其精心护理、换药、翻身，最终竟将这多处压疮治愈。

在莲花医院外科住院期间，陈先生因受病痛折磨，产生厌世情绪，普外科汤小华护士长与护士轮流为他作心理疏导，不仅在医疗上尽力给予照护，还在精神上给予抚慰，最后他打消了轻生的念头。

住院后期，受疾病影响，陈先生数天无法排便，腹部胀痛使他不断地在病床上呻吟，药物辅助也无效果，汤小华与管床护士见此情形，果断采取措施，亲手为陈先生抠便，及时为他解除了痛苦。

护士们上班治疗，下班陪伴，在陈先生有限的生命里与他同行，并在他生命末期圆其心愿，送他回家，陪伴他直到生命的最后一刻。

观念转变，患者是医者老师

普外科褚浩主任来自省外一家公立三甲医院。也许是当前医疗环境的现状，令他对医患关系的理解已形成了固有的观念——"农夫与蛇"的关系。在个人从医

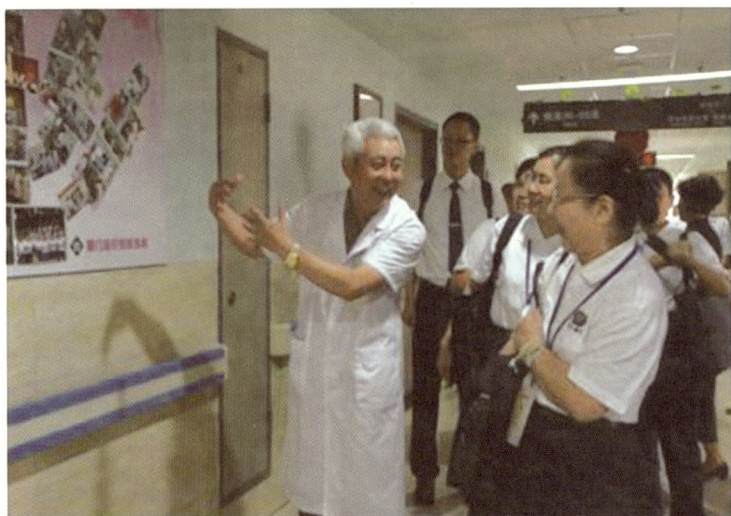

莲花医院医师介绍病区试点情况

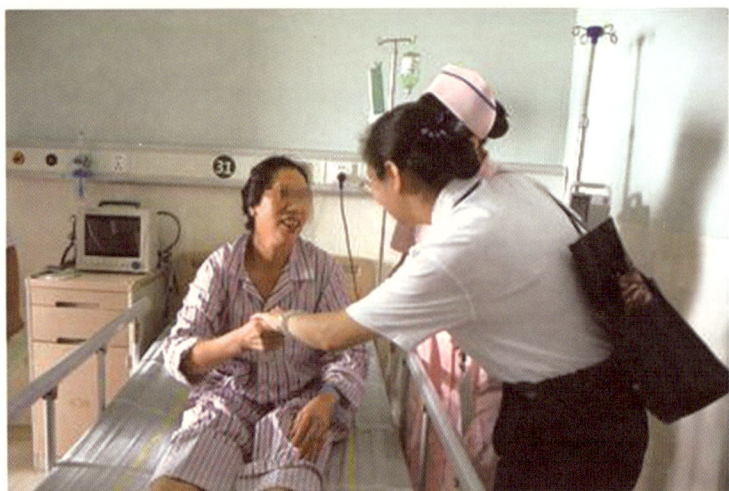

台湾护理专家看望莲花医院病人

二十余年的生涯中，他对科室医疗安全的管控十分严格，有时难免对下属医生较为严厉。来到厦门的一年多里，特别在接触了医学人文之后，他深有感触，转变了观念，认识到"患者是医者的老师"，个人脾气变温和了，与患者沟通更加耐心了，对下属也能够更加平和地沟通，团队的氛围变得和谐。团队在其带动下，对患者的服务态度大大改善，对每一个病例，遇到医疗上的问题都要立即召开科务会讨论解决，做到对患者尽职尽责。

（李琳、刘蓉）

艰苦卓绝 8 小时，顶着风险成功"修心"

——记厦门市心脏中心救治心脏脆弱濒临死亡的贫困农妇

家住翔安的张大姐今年 40 岁，多年的重症风湿性心脏病让她的心脏肿大如球，走十来米就气喘吁吁，就连平躺着睡觉都成了奢望。在厦门市领导的关心和社会各界的帮助下，2014 年 6 月，她在厦门市心脏中心成功接受"修心"手术，脆弱的心脏终于重新焕发生机。

喘得太厉害，平躺睡觉成为奢望

早在 10 余年前，张大姐做农活后就常感到胸闷、气促，休息后方可缓解。近两三年来，随着病情进一步恶化，张大姐稍微走动就感到心悸气短，碰到熟人说两句话就开始喘个不停，平时连咳痰都没劲。"喘得很厉害，晚上根本没法躺平了睡觉，要给她后背垫被子、枕头，垫得老高，才能眯一会儿。"张大姐的丈夫说。

由于全家仅靠丈夫务农和低保金来维持生活，还要抚养两个女儿，贫困的张大姐只能任病情一拖再拖，甚至在 2009 年及 2012 年发生了两次脑血栓。对此当地民政部门十分关注，多次为他们送去生活物资与慰问金。

2014 年春节期间，厦门市委常委、纪委书记洪碧玲上门慰问时了解到这一情况，十分重视，指示各相关部门帮助张大姐及时诊治。2014 年 4 月，在厦门市卫生局、市民政局的积极协调下，张大姐来到厦门市心脏中心就诊。

奋战 8 小时，脆弱心脏重焕生机

经检查，张大姐被确诊为风湿性心脏病、二尖瓣极重度狭窄、主动脉瓣狭窄并关闭不全、重度肺动脉高压。心脏中心心外科强海峰医生介绍，心脏就像一

个不停工作的"泵"，心脏瓣膜如同单向"阀门"，保证血流朝正常方向流动，瓣膜狭窄就相当于门口狭窄，正常人的二尖瓣口面积约为 4 ~ 6 平方厘米，而患者的瓣口面积仅为

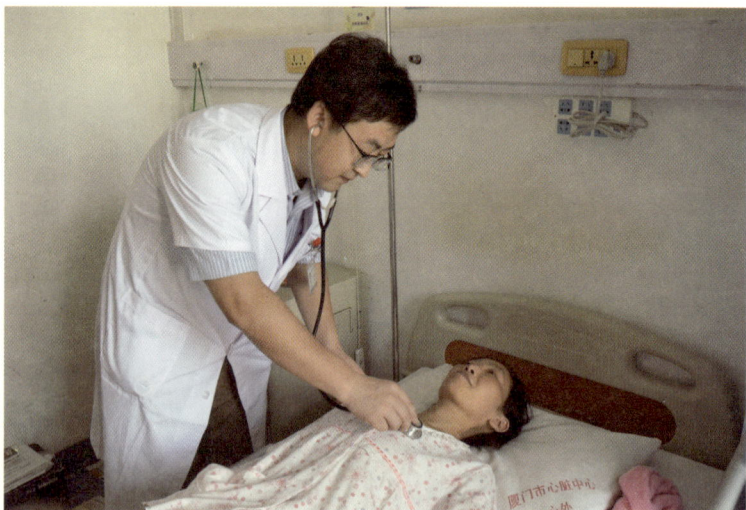

心脏中心医生为张大姐查体

0.6 平方厘米，是常人的 1/10。这也导致患者左心房的排血受阻，已扩大至 130 毫米，是常人的 4 倍，且变薄的心房心壁极易出血破裂。若再不治疗，心肺功能将持续衰竭，面临猝死危险。

要想解决瓣膜狭窄问题，减少术后心律失常对心功能的影响，必须做换瓣手术。为了确保安全，中心团队细致研讨，最后决定先采取药物治疗，待病情稳定后，再实施手术。经过一个多月的住院精心调养，张大姐的心肺功能得到改善，心衰有所好转，中心立即为其施行二尖瓣、主动脉瓣置换术，左心房减容手术及肺静脉隔离术。

对心脏中心的手术团队而言，这无疑是一场艰苦卓绝的战斗。他们面对的是一颗饱受摧残的心脏，这颗心脏实在太脆弱了，随时可能在手术中停止跳动，病人随时可能死在手术台上。冒着极大的风险，医务人员持续奋战 8 个多小时，终于以精湛的技术成功"修心"，令患者转危为安。术后几天，张大姐的气喘、心悸、水肿等症状就明显好转。

爱心如潮涌，医护人员自发捐款

张大姐此次治疗共花费 14 万余元，经医保报销后仍需自付 5 万余元，这对张

大姐一家无疑是天文数字。当这个贫困家庭再次陷入困局之时，各方纷纷伸出援手，除民政部门和红十字会等机构共为其出资 2 万余元外，心脏中心全体医护人员更是自发献爱心捐款 3 万余元，让张大姐得以免费治疗。

"早些年脑血栓住院时我们曾经在当地医院打听过，听说做手术要花一二十万，吓得没敢再问。"张大姐的丈夫激动地说，"能得到这么多热心人的帮助，实在太感激了。"

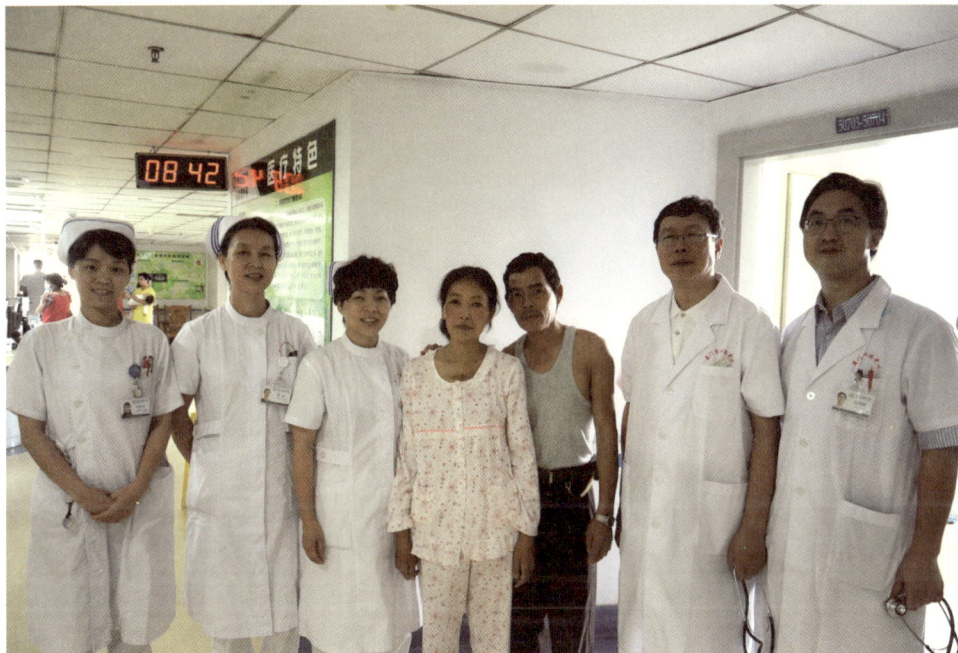

张大姐康复出院

6 月 10 日，张大姐顺利出院。大女儿刚刚参加完高考，在家里翘首企盼妈妈回家。现在，张大姐终于能躺下来睡个安稳觉了。一家人格外珍惜现在的生活。他们深知，这幸福宁静的时光，凝聚了太多人的爱心和努力。"我们叮嘱女儿，以后要好好学习、好好工作，长大后回报社会，报答那些无私帮助过我们的人。"

（刘云芳、楚燕）

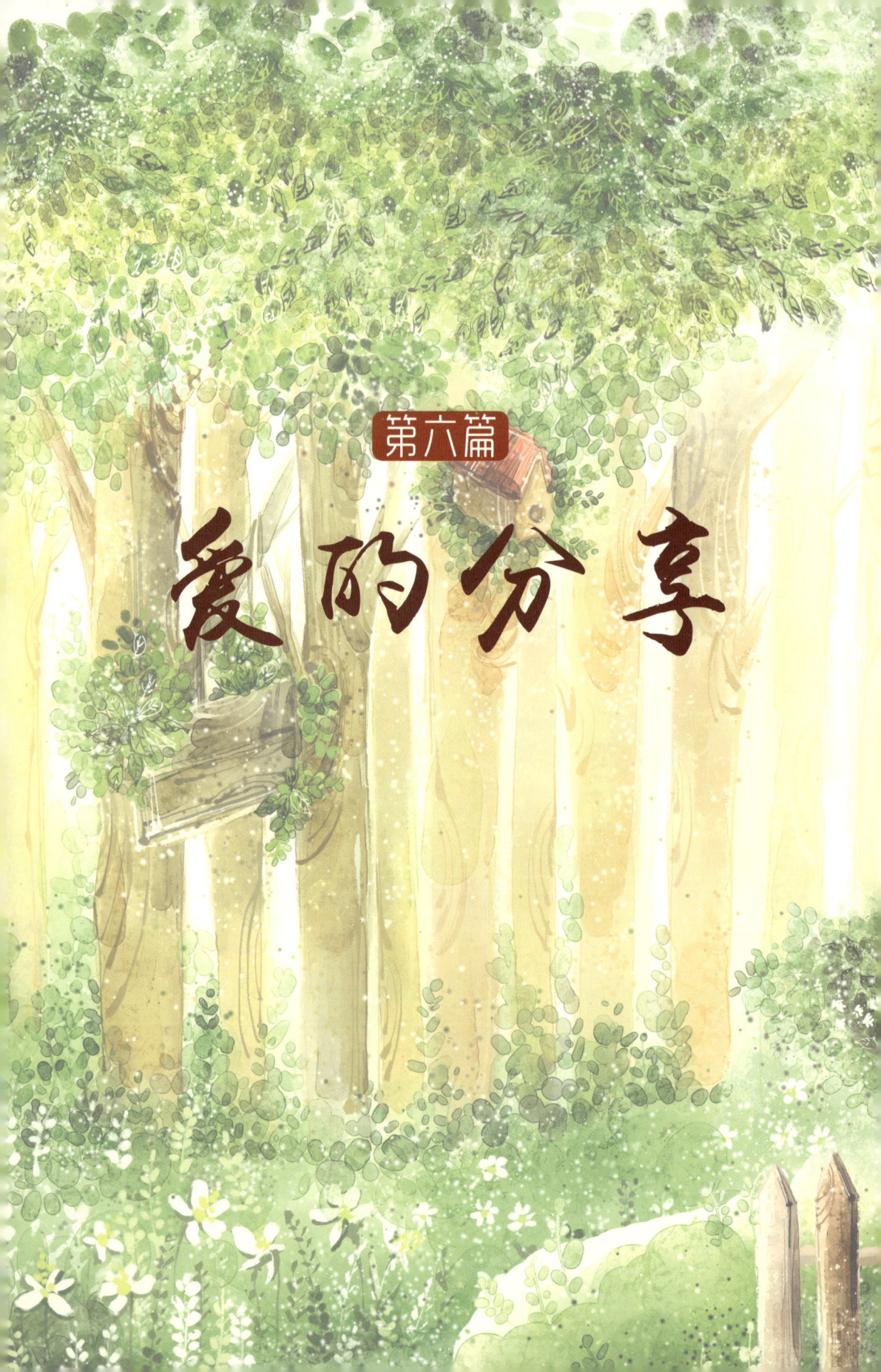

第六篇

愛的分享

自制巨型蛋糕"锦旗"感谢医护人员

——厦门市妇幼保健院用人文精神感动产妇家属

　　一面长 1 米、宽 60 厘米的巨幅"锦旗"从车上抬下，吸引了众人的目光，"哇！好漂亮，从未见过这样的锦旗。"与众不同的是，这面"锦旗"竟由蛋糕制成，不仅写着感谢语和落款，还将医院的标志都画了出来，整面旗子惟妙惟肖，时不时还散发出诱人的香味。

　　2014 年 4 月 27 日下午 3 时半，喜得千金的赵先生一家给市妇幼保健院产房的所有医护人员送上了这样一面特殊的锦旗，医护人员开心之余也流下了感动的泪水。

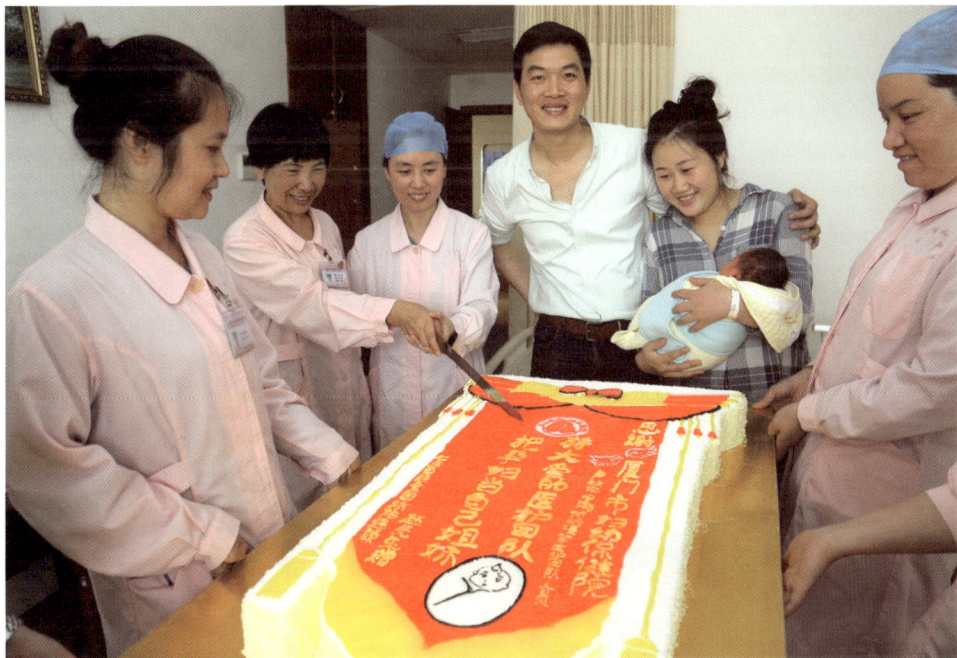

自制巨型蛋糕"锦旗"感谢医护人员

感恩——"锦旗"蛋糕降临产房，医护人员爱不释手

这面特殊的"锦旗"从下车到妇幼三号楼八楼，都是众人关注的焦点。"感谢产房所有医护人员的帮助，她们将产妇当成自己的亲姐妹对待，让我们得到了晨晨这颗珍珠。"赵先生不停地跟等待区的家属们分享他的喜悦。

"好大的蛋糕！"医生护士们欣喜地看着这面"锦旗"，爱不释手。"好特别，第一回收到这样的锦旗。"产科郭护士长说，她从事妇产科工作32年，还是第一次见到用蛋糕制成的"锦旗"。

这面"锦旗"，令产房的医护人员十分纠结：切？舍不得！不切？怕坏掉！护士长拿刀不停在蛋糕上比画着，"真不知从何下手，太舍不得了。"

感动——医护人员耐心尽责，帮助孕妇平安顺产

赵先生的女儿晨晨4月25日中午12时在妇幼降生，3800克。见到女儿的第一面时，赵先生感动地哭了，"真的很不容易。"他说，从女儿的体重上看，算是体型较大的胎儿，生产过程十分辛苦。

"从一开始，我们就下定决心要顺产，却没想到让太太受了这么大的苦。"令赵先生吃惊的是，太太从阵痛到生产，竟耗时25个小时，"看着都很心疼。"大约上午6时，赵先生进入产房陪同，看到太太已经十分虚弱，"看样子体力已经完全消耗掉了。"令他感动的是，医护人员还经常关心他们。

本打算放弃，选择剖宫产，"这时候，医生来诊断，让我们放心，12时准生。"在医生的劝说下，赵先生与太太选择坚持，"医生换了个方案。真的，12时女儿就出生了，顺产！"赵先生激动地说道。

令他感动的是，女儿出生时正值午饭时间，医生们为了保证产妇和婴儿的安全，不到5分钟就把饭吃完了，"医生来的时候，嘴角还粘着饭粒。他们太敬业了。"因此，从事蛋糕制作行业的赵先生便萌生出做一面特殊锦旗的想法，"蛋糕代表喜悦，锦旗代表感谢与致敬。我将二者结合，做成锦旗蛋糕，与大伙儿分享我们的幸福。"

（陈莼、陈海峰　文／图）

患者家属自制救治留念册感恩医护人员

——厦门大学附属中山医院"接力"救治重症颈椎骨折患者

【核心提示】

叶老师患帕金森病已 32 年，老伴和她相依相守，在她不幸摔倒颈椎骨折住院期间，老伴更是每天到医院陪伴、照顾、呵护，正如俗话所说"少年夫妻老来伴"。

当得知妻子病情极端危殆，对敢于接手救治如此重症患者的专家充满敬佩和感谢，叶老师的老伴对关节外科夏春主任说："这是你们的专业，我们相信您和您的医疗团队，也恳请您救救她，一切听您的。"

这份爱与信任，深深鼓舞着厦门大学附属中山医院关节外科的医疗团队。经过全力救治后，叶老师从濒临瘫痪和死亡的困境中化险为夷，家属无尽感激，亲手制作了 10 多本感谢手册，记录着救治过程中的点点滴滴。

68 岁的叶老师是厦门某中专学校的退休老师，长年患有帕金森和骨质疏松。一次意外摔倒，她颈椎严重骨折脱位，部分肢体也因此瘫痪。在厦门大学附属中山医院，叶老师经过三个科室的"接力"治疗，两个多月后康复出院。她的老伴感动之余，自采自编了一个 43 页的 PPT 文档，记录了妻子获得成功救治的真实过程，制作成一本感谢留念册，封面写着"德技双馨——谨向中山医院的医护人员表示无限感激和崇高敬意"。

里面真实记录着一位颈椎骨折重症患者在中山医院老年科、关节外科、重症监护室获得成功救治的过程。

关节外科夏春主任回忆与患者相处的点点滴滴时说："对于家属的信任和配合，我们也非常感动。他们都很信任医生。他们一家人的爱也温暖着我们，坚定了必须救治成功的决心。"护士长张雪美说："其实更让我们感动的是他们一家人相互之间的爱。老先生每天无微不至照顾老伴，儿女们每天轮流守候在母亲床前……护理这样的患者，我们的心一直都被温暖着，鼓舞着。"

认真研究病情，重新拍片终于查出骨折裂痕

2013 年 10 月 12 日深夜，已患帕金森病 32 年的叶老师在家中不慎摔倒，忍受了一夜的剧痛后，第二天才到医院急诊求治。

由于在 X 光片中骨折部位被颚骨遮挡，第一次影像检查没有发现明显骨折裂痕。一个月后，叶老师的伤痛更加严重了。头颅向前下垂、颈部前倾僵硬无法入眠，右手已经不能握筷子，血压和血糖也越升越高。2013 年 11 月 26 日，因血糖过高，叶老师入住中山医院老年科进行降糖治疗。

"为什么拍片的影像资料显示没大问题，可患者却主诉颈部持续剧痛，并出现右手并发不全瘫的病情？"老年科林伯庚主任医师诊治时一直带着疑问，没有停

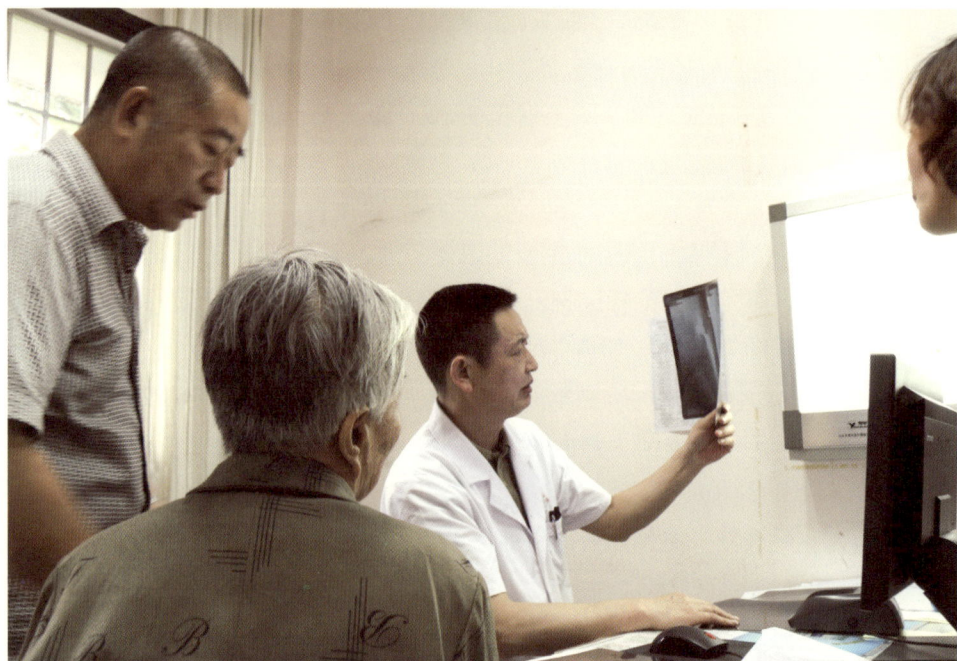

夏春主任认真对待每位患者，仔细查看患者病历资料

留在单纯对叶老师的糖尿病进行治疗。他带领主治医生蔡稼燕、放射医师苏初汉，反复认真研究患者颈部的病情。

他们敏锐地判断可能是第一次拍片时因下巴挡住了颈椎上部，正面遮蔽了骨折裂痕而无法发现关键病因。果断决定采用"颈椎开口位"方式为叶老师重新拍片检查。这下终于查出病因——枢椎粉碎性骨折、寰枢关节半脱位。找到严重病因后，林伯庚放弃休假，积极协调，争分夺秒地将患者转往骨科救治。

感谢手册里记述道："找到病因，打开了对症治疗和紧急抢救的大门，这是患者从危重病情中得救的一个重大转机。"

突然陷入休克，果断卸去 2 公斤配重

2013 年 11 月 29 日，关节外科主任夏春的医疗团队接下了危重病患叶老师，此时她的病情已拖延一个多月。经过病情讨论后果断决定：先进行颅骨牵引，争取将陈旧性脱位的颈椎复位后，再视情况选择相应手术方案。

叶老师的老伴对夏春主任说："这是你们的专业，我们相信您和您的医疗团队，也恳请您救救她，一切听您的。"夏春主任则告诉患者和家属："你们相信我们，就请放心，我们会全力以赴进行治疗！"

关节外科主治医师王少杰行事高效快捷，当天下午就做完必要的相关检查和准备。石磊医生当晚 8 时做完其他手术，刚走下手术台就来到病房，顾不上回家吃晚饭，争分夺秒给患者做颅骨牵引术。

颅骨牵引治疗对患者是非常痛苦的一件事，但又是绝对必要的急救措施，必须每天 24 小时躺在床上，借助外力让错位的枢椎与寰椎慢慢地重新回到对位的状态，而头颈和身体不得动弹。当颅骨牵引快一周时，叶老师的生理和心理承受已到了临界点，在牵引的第 6 天清晨，她突然进入休克状态，病情危急。当天值班的林原医生及时应对处理，傅日斌副主任医师果断卸去 2 公斤配重，减轻牵引力，夏春赶到现场镇定指挥，叶老师休克 45 分钟后终于苏醒，险情得到控制和缓解。

此时，叶老师已脱离了危险，却仍然前途未卜，但叶老师的家属始终支持认同夏春的治疗方案，继续鼓励叶老师与医生配合，这让夏春和医疗团队非常感动，也有了更大的信心！

5 小时艰难手术后重症精心监护两天

为了激发叶老师的求生潜力，随后数天，夏春多次对叶老师进行心理疏导。他肯定叶老师长期抗争病痛的坚强表现，对叶老师因颅骨牵引失去自由而遭受的身心痛苦表示了最大的理解。他鼓励叶老师："只要坚持配合治疗，就一定能渡过难关。"

夏春主任温暖而又理性的话增强了叶老师战胜伤病的信心，也让家属更加坚定。随后的日子，叶老师的心情安定下来，病情逐渐稳定，促进了牵引复位，这为下一步的手术打下了基础。

手术方案的制订也考验着夏春和医疗团队。叶老师内科基础疾病多，骨质疏松且合并高位颈椎陈旧性骨折脱位，夏春主任明白此病例非常罕见，"椎 2 已碎成一包渣，绑上又怕垮"。经过深思熟虑，医疗团队制订了两套手术方案，供手术现场按需要选用。

2013 年 12 月 17 日上午，经过麻醉、手术、复苏，长达 5 个小时的艰难救治，夏春带领医疗团队顺利地完成了"颈椎骨折脱位切开复位侧块螺钉内固定并椎板间植骨融合术"，但由于手术强度高，患者失血较多，术后数小时，叶老师仍麻醉不醒，随即转入 ICU 重症医学科进一步监护治疗。

厦门大学附属中山医院重症医学科主任孙德军和团队接过了尚未苏醒的叶老

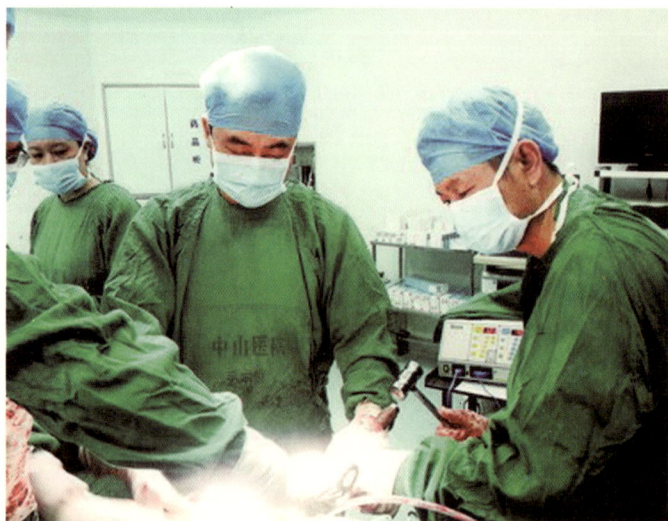

师。他们分析了多种疑似病因，做出正确的医疗部署。医生陈坤成与护士 24 小时观察守护，使叶老师得到有效治疗。

经过"接力"救治，重症监护两天后，叶老师从濒临衰竭的状态起死回生，19 日转回关节外科继续专科治疗。

夏春主任（右）与助手在手术现场

半年后复查颈椎，固定可靠，复位良好

2013 年 12 月 19 日，当叶老师从 ICU 被推出来时，护士长张雪美迎上前去，送上亲切的问候，并亲自为她做了非常到位的头部和口腔清理。

好消息一个个地传来。当天下午，夏春看了刚拍的 X 片，到病房对叶老师说："手术位置很好，很成功，可以松口气了，不要再牵引了，可以摇床坐起来了，慢慢进行康复训练。"

2014 年 1 月 10 日，在医护人员的悉心治疗下，病人瘫痪的右手患肢功能开始恢复；23 日，手术后第 37 天，叶老师可以自如地坐起来了；26 日，经过近两个月的成功救治，叶老师终于出院了。叶老师从濒临瘫痪和死亡的困境中摆脱出来后，这个和谐幸福的家庭充满了感激之情。

叶老师的老伴在感谢手册里还感激地写道："关节外科的全体护士都尽职尽

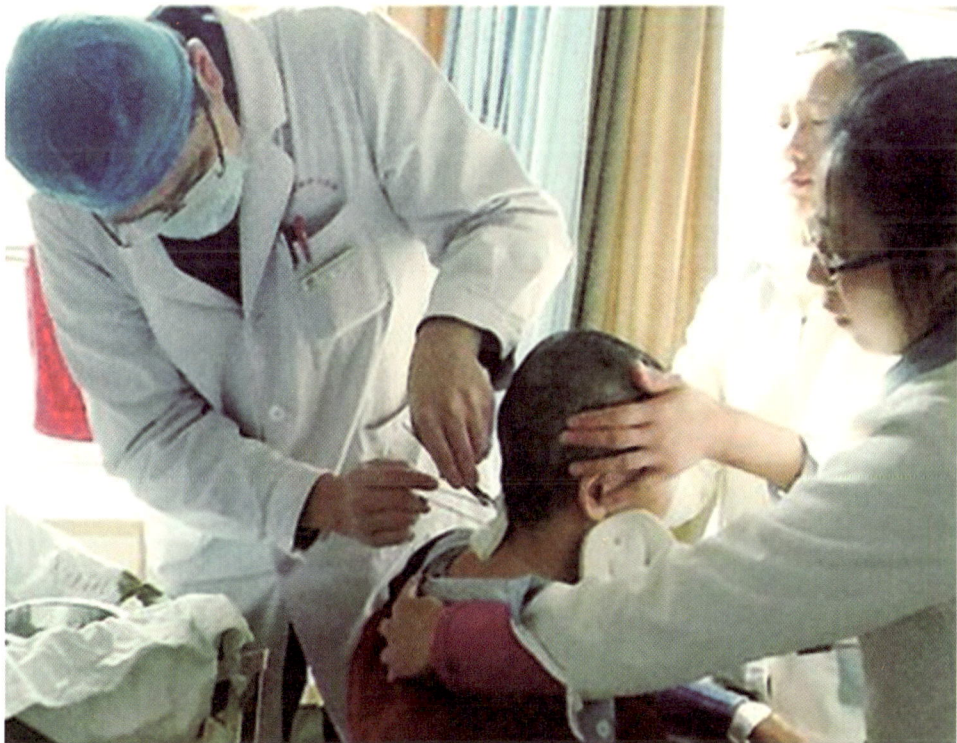

中山医院关节外科医生为患者叶老师换药

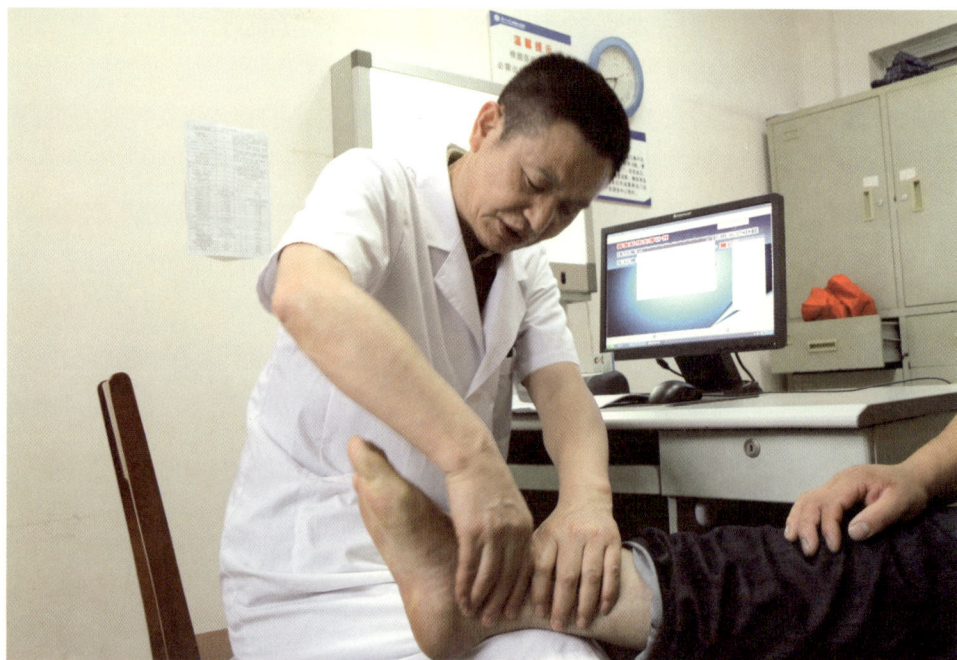

关节外科待病患如家人，细心为患者诊查

责，将所有病患当成自己的家人，呵护备至，陈丽素、纪春秧、曾秋芬、詹秀琼等护士更是和蔼可亲、耐心细致，病人能得到顺利康复实在离不开护士们的日夜护理和照顾。"

2014 年 7 月 15 日，叶老师出院近半年后，大部分生活已经可以自理。夏春为叶老师做了复查诊治，结果显示叶老师的颈椎固定可靠，复位良好，病体正在朝理想的康复方向发展。

（陈芳、石青青）

第七篇

医者有情

厦门医生全国妇幼健康技能竞赛夺冠

——记厦门大学附属第一医院妇产科副主任医师汤雅玲

【人物名片】

汤雅玲，厦门大学附属第一医院副主任医师。"全国五一劳动奖章"、"福建省五一劳动奖章"获得者，多次被评为先进工作者、"厦门市卫生系统优秀教育工作者"、厦门大学附属第一医院"病人满意十佳医生"，曾获福建省三基技能竞赛一等奖，2014年获"全国妇幼健康技能竞赛"妇女保健组第一名。

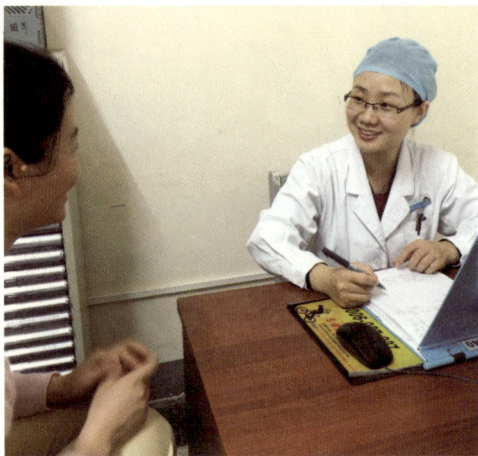
汤雅玲的微笑服务，待人热情，和蔼可亲

【声音】

厦门市卫生计生委主任杨叔禹：做德术双馨的医者

厦门作为沿海经济发达城市，卫生医疗水平还有很大的提升空间。近年来，在市委市政府的大力扶持下，我市通过推行"双主任制"、"院士指导中心"、"与名校名院联姻"等多种途径，快速提升医疗水平。全市各医院也都开展了岗位大练兵，医务人员热火朝天地提升技术水平、完善服务质量。这次，第一医院汤雅玲医师就是从万千医务工作者中脱颖而出的一位佼佼者。在向她表示祝贺的同时，我也希望我市全体医务人员向她学习，勇于进取、永争第一，做德术双馨的医者。

厦门大学附属第一医院院长姜杰：提升技术水平，贴心服务患者

这是继 2012 年席雅君在全国卫生系统护士岗位创新技能竞赛中夺冠后，我院在全国专业技能竞赛中再次取得第一名的骄人成绩。这是汤雅玲个人的荣誉，更是第一医院全体医务工作者的荣誉，全院上下很受鼓舞。

这些年，市委市政府十分关心医疗卫生事业发展，对医院的发展给予大力支持，我们的医务人员才有好的发展平台和机遇；市卫生计生委非常重视提高医疗质量、加强医疗管理，采取各种措施，帮助医务人员提升专业技能，不断成长。这几年，第一医院通过医学人文建设和 JCI 国际认证，各项工作稳步提升，此次取得的成绩，将激励我们更加努力，切实以医疗质量为中心，以病人安全为中心，不断提升技术水平，为群众提供更高品质的医疗服务。

汤雅玲荣获全国妇幼健康技能竞赛妇女保健组第一名

2014 年 10 月 30 日，共圆妇幼健康梦——全国妇幼健康技能竞赛于在北京圆满收官。厦门大学附属第一医院副主任医师汤雅玲历经 7 个月的逐级培训、比赛、选拔后，经过激烈角逐，荣获妇女保健组第一名。

此次竞赛由国家卫生计生委和中华全国总工会联合举办，分为围产保健、儿童保健、妇女保健、计划生育技术服务共 4 个项目组，从 2014 年 3 月正式启动以来，共举办竞赛活动 2700 场次，约 35 万人参加了竞赛。

在刚刚结束的总决赛中，汤雅玲从理论笔试、技能操作到现场竞答，一路领先，是 4 个项目组中唯一将第一名守到最后的"状元"。评委老师们忍不住纷纷打听这个"学霸"来自哪里，最后，他们由衷地感叹，"这个福建姑娘太厉害了！"

资深"学霸"：医海续写传奇

其实，汤雅玲的学霸传奇从学生时代就开始了。她是厦大医学院第一届学生，厦门大学优秀毕业生，"第一名"拿到手软。有一年学期末，外地的同学来找她玩，她告诉同学"我考了第一哦"，同学反而说，"你考第一有什么奇怪吗？"

对学医的人来说，学生时代的第一名，只意味着理论知识基础扎实，而临床技能的提升，还有赖于实践中的长期磨炼。作为全省规模最大之一、诊疗量稳居

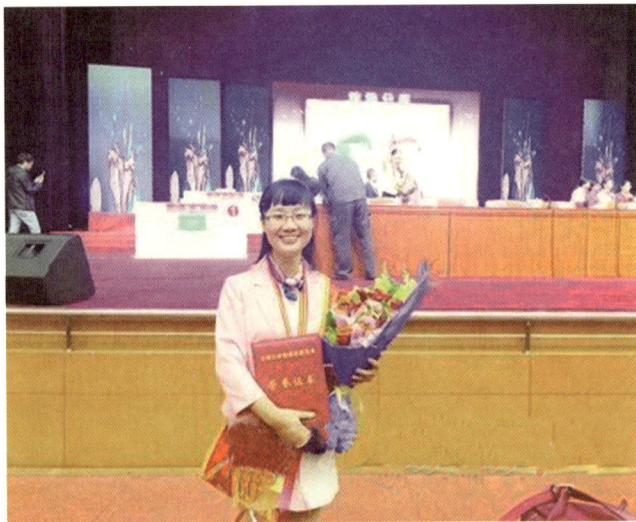

汤雅玲荣获全国妇幼健康技能竞赛妇女保健组第一名

全市首位的三甲综合性医院，第一医院给她提供了很好的平台和锻炼机会。

加入第一医院妇产科这个大家庭，汤雅玲一干就是十余年。第一医院向来重视医务人员基本理论、基本知识、基本技能的"三基"培训，汤雅玲基本功扎实，加上勤学苦练，很快能够独当一面。2006 年，在福建省"三基"技能竞赛中，她一举摘获一等奖。这些年，她在科室经常负责带教，在指导年轻医生做"三基"训练的同时，自身素质也不断加强，基本功日臻精纯。

汤雅玲勤奋好学，待人热情，用护士长林文华的话说，"像个小太阳"。平素外出学习，她习惯将手术录像及课件全部拷贝下来，细细揣摩，并将这宝贵的资料与科室同事分享。这次竞赛，汤雅玲在市级、省级选拔赛中脱颖而出，到福州参加集训时，她本来在妇女保健组备战，听闻围产保健组的一些选手对地中海贫血不甚了解，还义务帮大家讲解。决赛理论笔试环节中，1 小时要答 100 多道题，汤雅玲答题又快又好，稳拿妇女保健组第一名。

严谨细致：敏锐识破"陷阱"

在技能操作环节，汤雅玲操作流程顺畅、严谨细致，给评委们留下深刻印象。

按照比赛规则，选手们要在 30 分钟内完成两个项目的操作，动作必须麻利、精准，尽量减少病人的痛苦。比赛前，主办方已事先把操作时需要用到的器材全部放在诊疗包里。在分段诊刮操作时，汤雅玲打开诊疗包一看，立马识破"陷阱"，提出"包里少了一把刮勺"。

对医生来说，心思缜密、严谨细致，绝不是突击训练几天就能做到的，如果平时丢三落四，比赛中也会捉襟见肘。第一医院妇产科主任陈琼华评价说："在平时的工作中，汤雅玲处理病人轻重缓急把握得很好，科室里的质控也是她在抓。和科室里其他医生一样，汤雅玲长期超负荷工作，即使手术到晚上 11 时多，回到病房，她仍是先仔细核对病人情况再休息。"护士们也说，"和汤雅玲在一组值班特别有安全感，因为她开的医嘱几乎从未出现过纰漏，什么时候该停药、什么时候该做哪些检查，考虑周全到位，护士们可以放心执行"。

汤雅玲在比赛中从容不迫、游刃有余，得益于第一医院长期以来的高标准、严要求。2014 年初，第一医院在全省率先启动 JCI 国际认证工作，更是将规范、细节提到前所未有的高度，促使医务人员从点滴做起，养成严谨细致的良好习惯，进一步保障医疗质量和医疗安全。

人文关怀："啰唆"中见真情

在操作比试中，汤雅玲能继续保持第一名的佳绩，还与她时刻注重人文关怀密不可分。

虽然是在模型上操作，汤雅玲仍不忘和它"聊天"：操作前拉上床帘保护患者隐私，告之接下来要做什么，可能有什么不舒服，并调节室内温度以免患者着凉；操作中询问对方感受，与患者聊家常帮其放松；操作完先帮患者整理衣服、扶患者起身、为患者量血压，再整理器械，并告诉对方何时来取报告单、复查。这看似"啰唆"的举动，体现的正是浓浓的人文情怀。

作为第一医院的一分子，汤雅玲默默践行着"仁心仁术，至诚至善"的院训。参加工作没多久，她曾接诊过一位姓杜的卵巢癌患者。癌症患者都很重视每次检查指标是否有好转。一次查房，杜女士询问血常规结果，当时报告单不在病历里，汤雅玲说："我帮你找一下"。拿到报告单后，她专门跑到病床前告诉杜女士结果，杜女

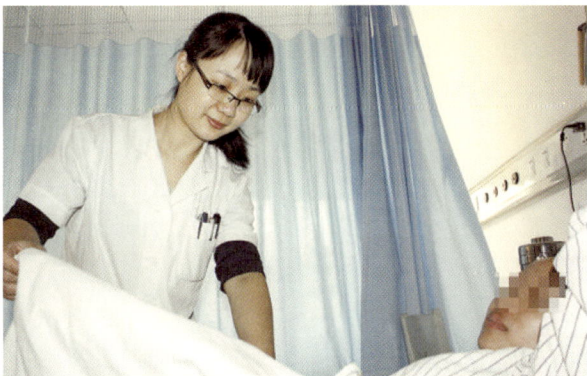

汤雅玲悉心为患者诊治

士十分感动。

近年来，市卫生计生委大力倡导"做有人情味的医者"，第一医院积极响应，在全院开展医学人文建设。汤雅玲深有感触地说，有时候，医护人员一句温暖的话、一个贴心的举动，都能带给患者满满的正能量，帮助他们鼓起勇气，抵抗病魔。

冷静理智：久经沙场练就"女汉子"

操作笔试结束后，其他组的第一名全部重新洗牌，而汤雅玲仍稳居妇女保健组第一名。现场竞答是决赛的最后环节，很考验选手的心理素质。竞答题有30分和15分两种，答对加分，答错扣分。很多选手为保险起见，都选择15分的题目作答，而汤雅玲坚持选择30分的题目，一路过关斩将，分数遥遥领先，最终以绝对高分摘取桂冠。

回忆起当时的情景，汤雅玲半开玩笑地说，"玩的就是心跳！"而这份越紧张越镇定的气度，是久经沙场练就的心理素质。

汤雅玲所在的妇产科可谓"危机四伏"，急危重症患者不断。有的产妇生完孩子突然

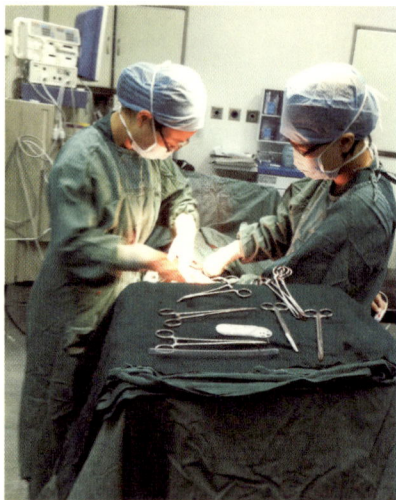
汤雅玲精益求精，练就仁心仁术的良医素质

大出血，血压急剧下降，随时可能休克死亡；有的孩子还没生出来，脐带先脱垂了，医生护士直接把手伸进产妇阴道托住脐带直奔手术室……面对各种突发状况，医护人员个个练成了"女汉子"，临危不惧，冷静理智，与死神抢时间，将众多孕产妇从死亡线上拉回来。

（高树灼、楚燕）

坚守"医者父母心"，视患者如亲人

——记厦门市第二医院血液科风湿免疫科陈旭艳主任医师

【人物名片】

陈旭艳，厦门市第二医院血液科风湿免疫科学科带头人，主任医师，教授，内科教研室主任，住院医师规范化内科培训基地主任，福建省卫生系统跨世纪学科带头人，中国抗癌协会临床协作中心（CSCO）会员，福建省医学会血液病学会常委，福建省医学会中西医结合学会血液病分会常委，厦门市医学会血液病学分会副主任委员、风湿病学分会副主任委员。获厦门市首届"十佳青年医生"提名奖及"特区建设青年突击手"称

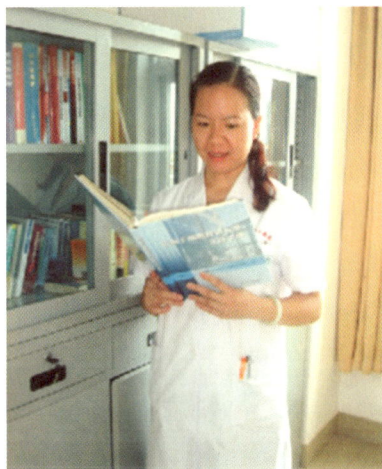

陈旭艳主任医师

号，厦门市青年岗位能手标兵，厦门市林巧稚精神奖、厦门市卫生系统优秀教育工作者等多项奖项。

陈旭艳医生从事医疗工作近三十年，在平凡岗位上兢兢业业、任劳任怨、刻苦钻研，得到了患者的赞誉、同事的好评。

把患者安危放在第一位，热情为患者服务

陈旭艳医生在日常工作中时刻以希波克拉底誓言为自己的行动准则。从医近

30 年，能急患者之所急、忧患者之所忧、想患者之所想，始终坚持"医者父母心"的原则，对待患者不分家庭境况是富是贫、社会地位是高是低，总是把患者的生命安全放在第一位。对待每一位病人都能做到认真检查、详细解说、兢兢业业施诊。当遇到患者家属有不理解时，能不厌其烦地耐心做好解释工作，不管工作多忙多累每天都坚持下班前详细查看每一位病人，掌握病人的病情变化。不能正常下班，半夜起来抢救病人是常有之事。在工作中，她时刻为病人着想，从检查到治疗，为患者精打细算，如果遇到远道而来的患者，还会跟相关科室沟通联系，尽量争取能当天做完检查，明确诊断，给予及时治疗。

　　一个好的医生只有德艺双馨才有能力救治他人，手艺的提高来自于临床经验的积累和勤奋的理论学习，而对待患者的态度如春风送暖才能最大限度地减少他们的疼痛。让患者痛苦而来、微笑而归，一直是陈旭艳主任的服务宗旨，她说，患者就诊，把健康乃至生命交给了医生，是对医生的信任。从医多年来，她一直保持着高度的责任心、良好的职业道德、严谨的工作态度。在当前医患关系比较紧张的环境中，从不抱怨，牢记救死扶伤的职责，严格要求自己，不断学习掌握医患沟通技巧，积极加强医患沟通，提高服务品质。她非常重视诊疗过程中的心理疏通，在给病人看病时，关注患者的心理变化，坚定不移地认为一个亲切的笑脸、一个鼓励的眼神、一句温暖的问候语、一个细心动作的本身就是一味对症良药。从自己做起，从点滴做起，视病人如亲人，从而赢得了病人的理解、支持与尊重，避免了医疗纠纷的发生。

　　多年来，陈旭艳主任和科室医护人员的付出，被大量来院求诊的病人看在眼里，记在心头，赢得了良好的社会反响。陈先生是急性早幼粒

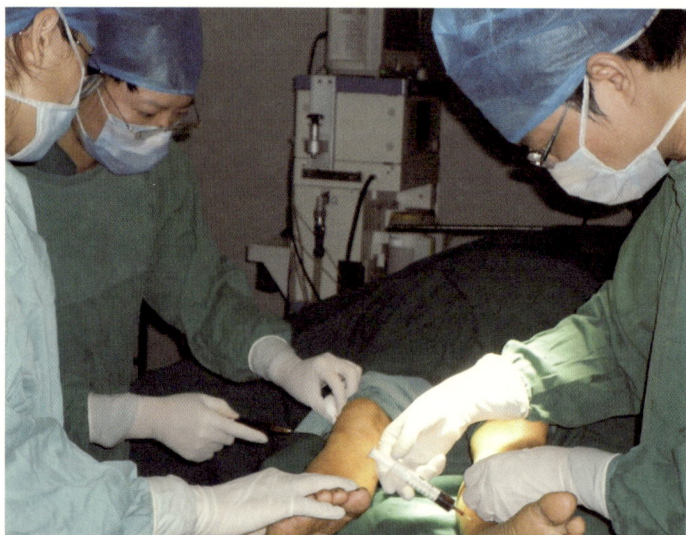

陈旭艳主任为患者进行诊治

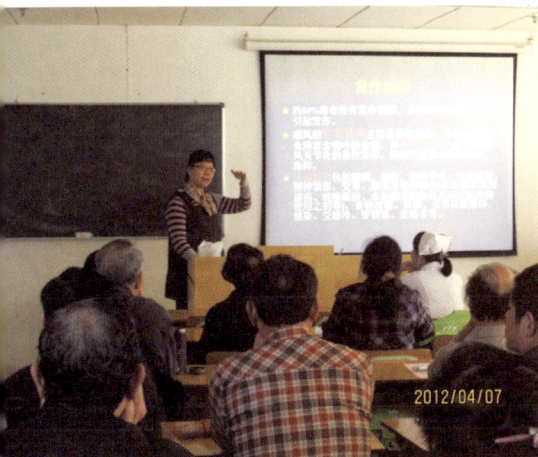

进行健康宣教

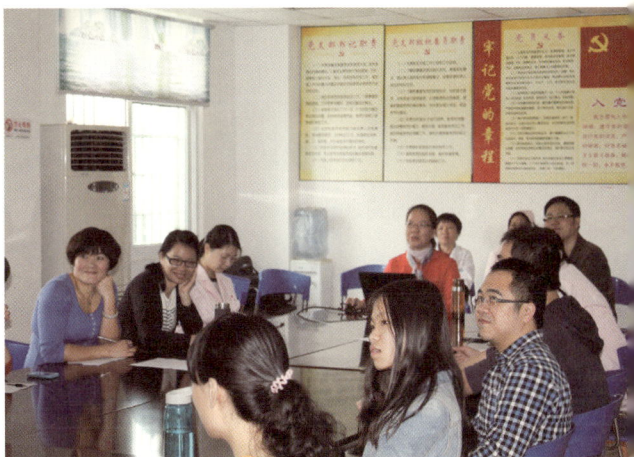

赴基层医疗机构讲课

细胞白血病患者，治愈后和科室的医生护士成了亲密的朋友，陈先生说，在这里他感受到了家的温暖；林阿姨年轻时操劳过度，患上了严重的恶性贫血，严重时气促无法活动，多处求医问药，收效甚微，抱着试一试的心态来院诊疗，出院后持续受到医生的关怀与跟进，在长达数月的恢复期中，她与家人五次参加院方举办的健康讲座，在陈旭艳主任和科室医护人员帮助下走上了康复之路。她说，血液风湿免疫科医生服务好，是值得信赖的好医生。

　　陈先生、林阿姨这样的患者不在少数，许多人用邮件、短信、电话或锦旗表示他们的谢意！陈旭艳主任还带领科室医护人员将医者的关怀延伸到病房外，多年来加班加点毫无怨言且乐在其中，以实际行动谱写了温润人心的医患情，收获了患者真诚的感恩之心，在当地被传为佳话。

坚守医者关怀与职业热情，以传授防护知识为己任

　　陈旭艳主任和科室人员视患者如亲人，在精心救治病患的同时深刻地认识到：科学地认识疾病可以为患者坚定战胜疾病打开一扇明亮的窗户，而普及疾病防治知识，就是一条通往创建和谐医患关系之路。秉承"携手同行，战胜疾病"这样的理念，陈旭艳主任带领其团队在操持繁重日常工作的同时，还花了大量的时间和精力用在健康讲座上，定期为每一位病患及家属讲解疾病知识，解答疾病诊疗

困惑，普及疾病预防手段，努力做好这项"额外"的工作。

"您有没有这样的经历：天气一变化便觉得腰痛关节痛，或是久坐电脑旁便觉得下腰痛，甚至夜间睡眠时因腰背部关节不适而被痛醒？这些都可能是风湿病的预兆……"类似关怀短信，几乎每个月都会出现在市二院血液·风湿免疫科患者及其家属的手机上，短信的末尾，是定期举办健康教育讲座的时间和地点。

陈旭艳主任常说："救死扶伤是我们骄傲的天职，神圣的使命。"在当前医患比例失衡，医务人员压力大、工作量大这种情况下，常年化举办定期健康讲座，无疑极大地增加了科室工作量，能使这项工作坚持下去的，恰恰是陈旭艳主任及科室全体人员一致的医者关怀与职业热情。

培养人才尽心尽力，为科室与学科发展做贡献

精湛的医技是患者健康的保障。强烈的责任心和事业心使陈旭艳主任明白，她作为血液科、风湿免疫科行政主任，"人才培养，梯队建设"是血液·风湿免疫科工作的重中之重，只有不断学习、提高医疗服务质量，才能赢得患者的信任。她带领全科人员坚持边工作，边学习，苦练过硬的基本功，努力掌握本专业基本理论、基本操作、基本技能，学习新技术、新疗法，及时了解血液科风湿免疫科疾病发展的新动态，积累新经验。为了进一步提高科室的医疗水平，在科室人员高度紧张的情况下，陈旭艳主任顶着巨大的工作压力，坚持派送各级医师前往北京、上海等医院进修学习，使每一位医师都成为本专业的技术能手和

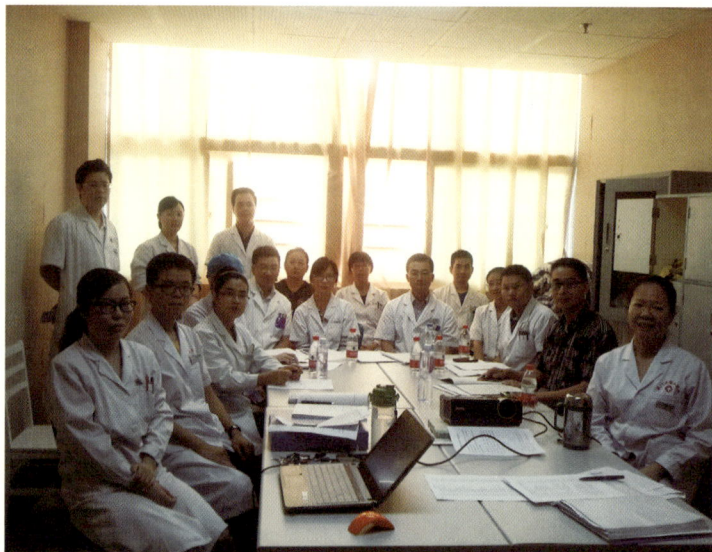

举办内科基地规培活动

科室的骨干力量，为科室的继续发展奠定了良好的基础，先后开展了造血干细胞移植治疗下肢缺血性疾病，配合血浆置换综合治疗恶性肿瘤、肝功能衰竭、风湿免疫性疾病和急性中毒。利用先进设备开展各项诊治，所开展项目部分达到国内先进水平。血液科成立6年来，还连续三届成功举办省级继续教育项目"血液学基础理论与诊疗技术新进展学习班"，邀请国内血液学知名专家来班授课，不仅提高了本市血液科的医疗技术水平，还为带动福建省各地医院血液学、血液专科的发展做出了贡献。陈旭艳主任还担任内科教研室主任、住院医师规范化内科培训基地主任，十分注重教学和科研，承担福

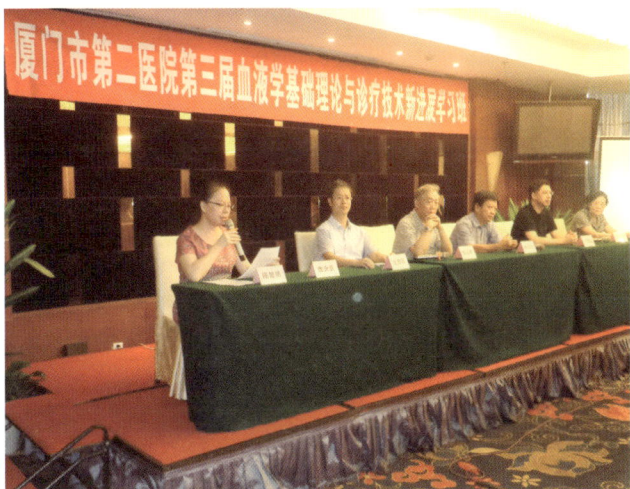

主持血液学基础理论与诊疗技术新进展学习班

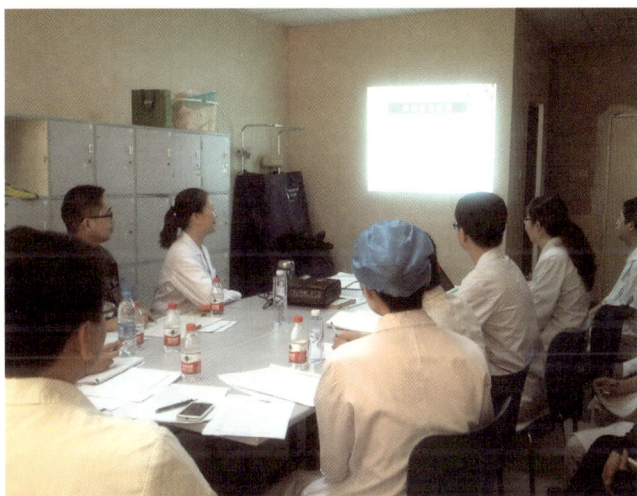

开展内科基地规培工作

建医科大学、福建中医药大学、莆田学院、厦门医高专的本科、大专、专升本等学生的多层次的临床教学任务以及住院医师规范化培训任务，在教学方面积累了丰富经验，培养出大量优秀的医学专科技术人才。

（厦门市第二医院）

一份责任心温暖两代人

——记厦门大学附属中山医院厦门市心脏中心心血管内科王挹青主任医师

【人物名片】

王挹青，厦门市卫生和计划生育委员会副主任，厦门大学附属中山医院厦门市心脏中心心血管内科主任医师、教授、医学博士，国际动脉粥样硬化学会委员、中国病理生理学会动脉粥样硬化专业常委、中华医学会福建省心血管分会常委，厦门市医学会副会长、心血管病学分会主委等，国务院特殊津贴专家、厦门市专业技术拔尖人才、厦门市首届医学学科与技术带头人。曾获中华医学会论文一等奖、厦门市科技进步奖多项、厦门市林巧稚精神奖、厦门市十佳青年医师、全国三八红旗手等荣誉。

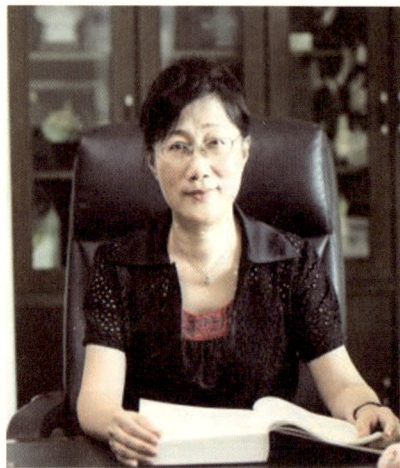

王挹青主任医师

王挹青的白大褂一穿就是 30 年。在她看来，穿上白大褂，从事的便是一份终身和生命打交道的职业，以维护患者健康为己任，痛苦并快乐着。

30 年前和 30 年后，无论医患关系发生怎样微妙的变化，王挹青说，只要医者技术高超且尊重生命、真心负责任地对待生命，就一定会得到患者及家属的理解和认可。

承载两代人的信任

一年多来，王挹青除了任职厦门市卫生计生委副主任外，还是一位临床医生，她在统筹好工作的同时，仍然抽出周末的时间去医院坐诊和查房。"既然选择了白大褂，那就要风雨兼程。"王挹青如是说。

30 多年来，历经了无数场和死神赛跑的"战斗"，见多了各种场面，但王挹青仍然会因为患者的一句感谢、一份信任而感到有价值，并觉得快乐。

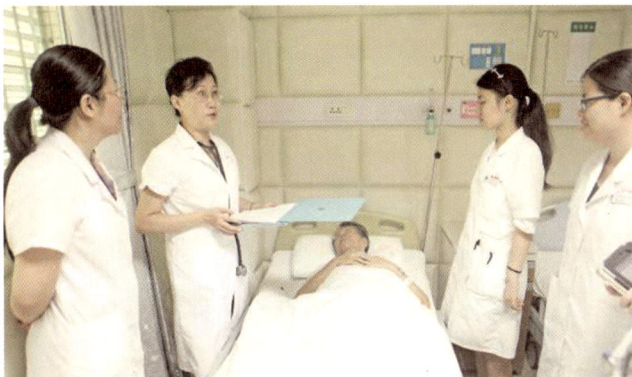
王挹青用实际行动向年轻医者传授如何做一个有人情味的医生

"王教授的粉丝非常多，甚至有一家两代人都来找她看病。"熟知王教授的医生透露，王教授不仅技术高超，还微笑待人、尊重患者，让人觉得很温暖。

患者张老和她的 8 个孩子、9 个家庭都是王教授的"忠实粉丝"。张老常年受心血管疾病的折磨，找到王教授治疗后，生活质量得到非常大的改善。由于家庭有早发性心血管疾病史，8 个孩子或轻或重都患有心血管疾病，十几年来，王教授几乎成了他们的"家庭医生"。现在 90 高龄的张老已过世，但她的孩子们还时不时来医院，到王教授的诊室，说是不看病，只是心里惦记着她，就过来看一眼。"其实我们私底下没有任何关系，但我很感动。"被两代人如此信任，王挹青很自豪。

知情书暗藏大学问

人们常说医生越老越吃香，这不仅仅是尊重老医生的技术，更是尊重他们处理问题的智慧。如何在短时间内与患者建立良好的沟通，如何做一个有人情味的医生，这是王挹青经常和年轻医生探讨的问题。

在我们看来十分简单的术前知情同意书，在王挹青教授看来却至关重要，也是年轻医生最不能忽视的一个环节。

"不是简单签字，而是逐条解释。每个人的身体不同，研究清楚了个体的差异性，就可以减少很多安全隐患。"王挹青认为，病人有知情权，只有尊重病人，病人才会尊重你。如果沟通环节没做好，导致一两个过程的小疏忽，看似问题不大，可能在日后就会出现严重的医患矛盾。

生活中，王挹青也时常在微信朋友圈中转发最新的医疗卫生动态，而在每条她发送的内容下面，也总是有很多年轻医生"排队"点赞。"医术的传承，不光是技术的传递，更是在这一过程中教年轻人如何成长。"王挹青在救死扶伤的同时，也常思考年轻医务人员应如何成长，她认为，医院不仅要给他们提供良好的技术科研平台，更要像接力马拉松一样，助力他们冲刺。

医生好，患者才满意

面对患者或家属的语言暴力、情绪宣泄，大部分医生或护士已经做到了高度的克制与冷静，但医务人员在这样的高压工作环境下，容易焦虑。

除了来自患者或家属的压力让医务人员感到"心累"外，医生在工作中也很疲惫。"一线的医生或护士，每天仅睡三四个小时是常态。"王挹青教授从医 30 多年，她熟知身为医生的痛苦和快乐、责任与使命。她说，大多数一线医务人员加班、值班是家常便饭，没有正常的生活规律和睡眠规律。举例来说，一名医生值夜班后，本应次日白天休息，但他们通常不得不接着上白班，外科医生和介入医生更是如此。

面对当下社会脆弱的医患关系，王挹青教授认为，"患者喊苦，医生喊累"已成为普遍的事实。因此，人文医院的建设需要两个满意：以"病人为中心"，让患者满意，同时也要关爱医务人员，提高医务人员的积极性，让医务人员满意。

患者满意是人文医院建设的目标，而医护人员满意则是实现这一目标的必要条件。医护人员不仅是医院的重要资源，也是承上启下、实现患者满意的关键节点，医院为医生和护士服务好了，他们对患者也将更加关爱。

（林赐文、袁青青、曾昊然　撰文／唐光峰　摄影）

给患者第一张处方是关爱

——记厦门市妇幼保健院苏志英主任医师

【人物名片】

苏志英，主任医师，厦门市妇幼保健院、林巧稚妇儿医院副院长、副书记，中国医师协会风险管理委员会委员，厦门市医学会妇产科分会常委，厦门市人才引进专家库成员，厦门市医疗事故鉴定专家

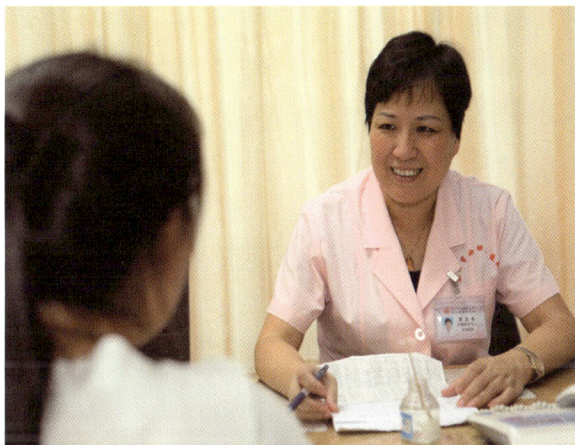

苏志英给患者的第一张处方是关爱

库成员，从事妇产科临床、教学、科研30年，擅长妇科内分泌疾病、不孕不育辅助生殖技术、子宫内膜异位症等妇科疾病诊疗。在学术刊物上发表论文数十篇，获省级科技进步奖1次、市级科技进步奖2次。

小时候母亲多病，苏志英见得最多的就是医生。医生一袭白大褂、和蔼的目光以及疾病得到医治后母亲舒展的笑容，这些都给苏志英留下了深刻的印象。医者的神奇、医学的神秘，让她十分向往。"所以，我选择了医学，这白大褂穿了已将近30年。"苏志英说。

目前，苏志英是厦门市妇幼保健院副院长、副书记，主任医师，在她看来，在当前中国医生所处的舆论环境下，医者给患者开的第一张处方应是"关爱"。

临盆前一刻她还在工作

"无论几点，只要一个电话打过来，我们就必须第一时间赶到，进入'战斗'状态，准备抢救。"1985 年，苏志英走上工作岗位成为一名医生，深夜被叫醒去抢救危重病患对她来说是再正常不过的事，担任住院医生期间，每夜起来七八次是家常便饭。

后来，苏志英有了家庭，和前来就医的孕妇一样，她也当上了准妈妈。然而，与其他准妈妈不同，直到足月临盆前一刻，她仍然辗转在各个病房，给患者看病、动手术，甚至和平时一样去做畸形儿尸体解剖。

"不仅仅是我，我们院的产科医生都有类似的经历。""医生"二字包含了太多的社会责任，意味着更多的奉献。苏志英说，"女医生或护士们因此没有时间和精力找男朋友的现象十分常见。"

医生要对患者心存感激

"有时去治愈，常常去帮助，总是去安慰。"特鲁多医生的墓志铭，也是苏志英很喜欢的一段话。医务工作者的职责，不仅仅是要治愈疾病，更多的是要给予病人人文关怀。

人和人之间的信任建立起来十分不易，医生对患者要心存感激，感激他们以生命相托，因此，要主动真诚地对待患者及其家属，建立彼此之间的信任感。

既然选择穿上白大褂，就要好好地当一名医生。"刚从医那会儿，遇到的很多病人对医生十分信任。她们把自己的性命交托到医生手上，这是最大的信任。"从医近 30 年来，苏志英已经数不清自己到底完成了多少例手术，治愈了多少病人。但一路走来，不少她曾接生过的孩子，长大了要生孩子了，仍很信任地找她接生下一代。

以诚相待，化解医患矛盾

值得一提的是，2014 年 8 月，湖南湘潭孕妇羊水栓塞事件后，医患关系又成为人们议论的热点。医生这一职业在当地遭到不少人的误解。即使是朋友之间、

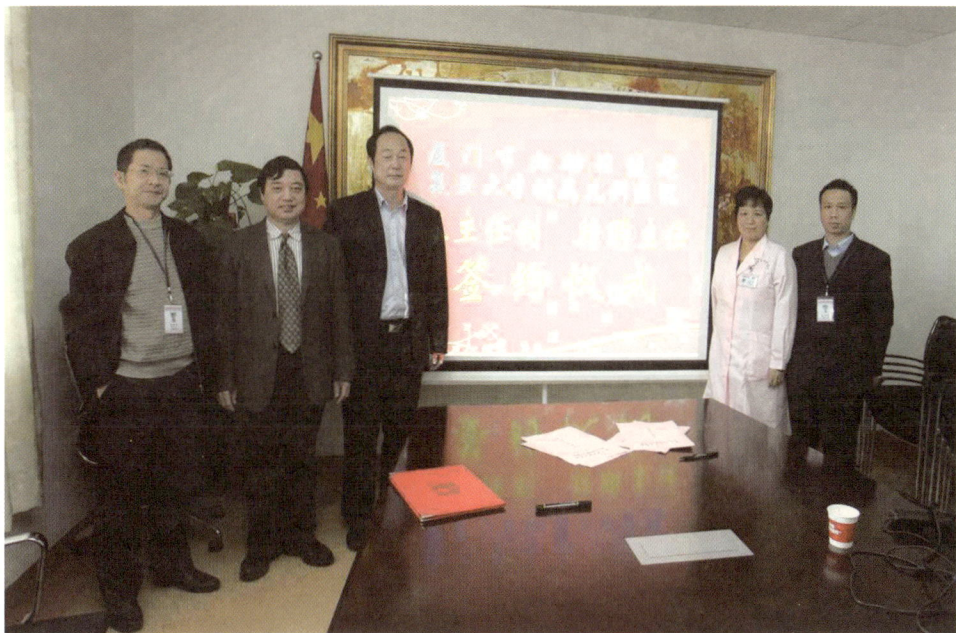

苏志英副院长参加双主任制聘任活动

家人之间，交流也可能会存在障碍，更何况医患之间，那么，如何才能处理好医患关系？

苏志英说，如果医患之间沟通常常出现困难，医院更要规范对患者的诊断和治疗，医疗行业从业者在日常工作中应该认真对待医患关系，主动去了解患者的需求，加强和患者的沟通，给患者多一些关爱。

选择这一行的人，大多带着热爱和理想，在通往理想的漫漫长路中，人们偶尔也会犯错。"犯错时，勇敢地直面自己的过失也需要很大的勇气。"苏志英说，产生问题后，要做到和患者坦诚相待并非易事，但这恰恰是解决问题、和患者建立信任的前提条件。

（陈海峰、林媛、袁青青、陈淑君）

仁心仁术　医病医心

——记厦门市中医院儿科高树彬主任医师

【人物名片】

高树彬，主任医师、教授、厦门市中医院副院长，中华中医药学会儿科分会副主任委员、外治分会常务理事，世界中医药联合会儿科分会常务理事，福建中医药学会儿科分会副主任委员，福建中西医结合学会儿科分会副主任委员，厦门市中医药学会副会长。国家临床重点专科（中医）学科带头人，

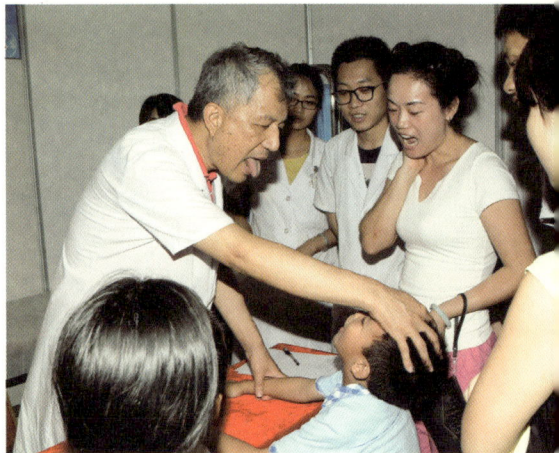

高树彬主任善于化解儿童就医时的恐惧心理

国家中医药管理局重点专科（儿科）学科带头人。从事儿科临床工作30余年，擅长小儿常见病、多发病及部分疑难疾病的诊治，在应用内病外治法治疗小儿疾病、小儿推拿手法的改进、儿科的剂型改革等方面，均有独到之处。承担国家中医药管理局课题、福建省卫生厅课题、厦门市卫生计生委课题多项，其中推拿控制小儿慢性扁桃体炎技术被列为国家中医适宜技术。获得福建省五一劳动奖章、厦门市技术拔尖人才、"郭春园式好医生"等荣誉。

许多老百姓说，家里的孩子生病了，第一个念头就是想到找厦门市中医院儿科高树彬主任诊治。

患儿喜欢的超人爷爷

高树彬作为厦门市中医院业务副院长，资深主任医师，是福建中医学院教授，硕士生导师，厦门市技术拔尖人才。在中医、中西医结合学术团体身兼多职，但他最为喜欢的还是那些稚嫩的童声叫他"高爷爷"，说他是"超人"爷爷，因为他很快就能安抚好病中焦躁、难受的患儿。

高树彬长年从事中医儿科诊疗工作，作为国家中医药管理局重点中西医结合儿科专科学科带头人，带领厦门中医院儿科始终将发挥中医药治疗特色优势作为主要方向。在厦门，从婴幼儿时代直到长大成人都找他看病的大有人在，有的甚至一家两代亲戚都是他的病人。

2014 年作为实习生分配到市中医院实习的小吴，科室派她去儿科跟班时，她笑称她小时候就是高爷爷的病人。有网友在小鱼网上发帖，"今天我终于见识到高树彬医生的魅力了，他是我见过最好的儿科医生，厦门儿科类最好的医生，好在于他的医术高明，和对患儿负责任，不乱开药，而且很耐心回答所有问题。"

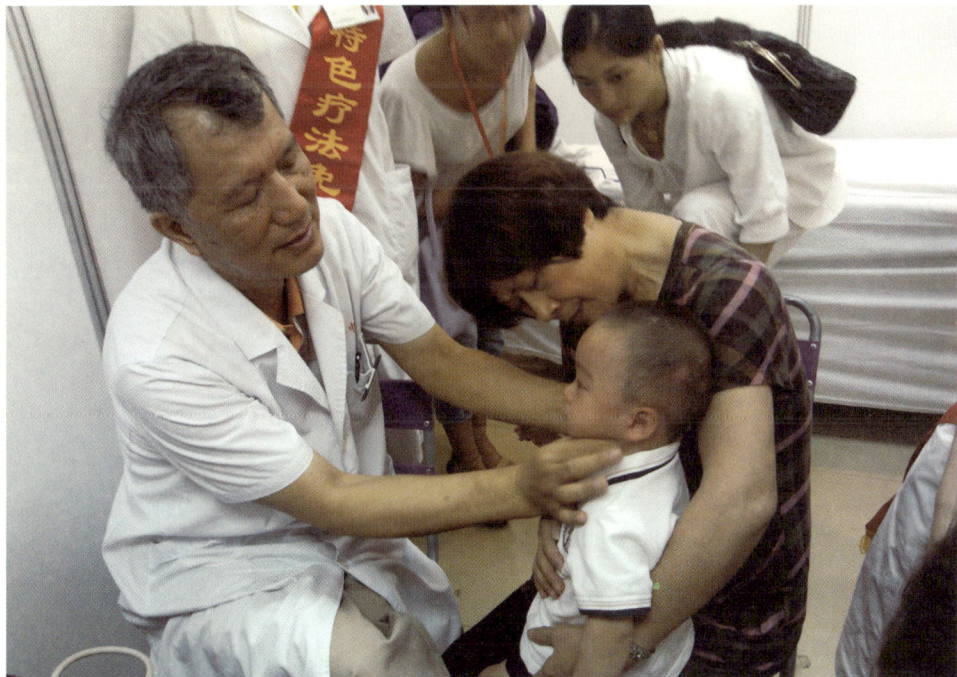

高树彬主任细心为患儿诊治

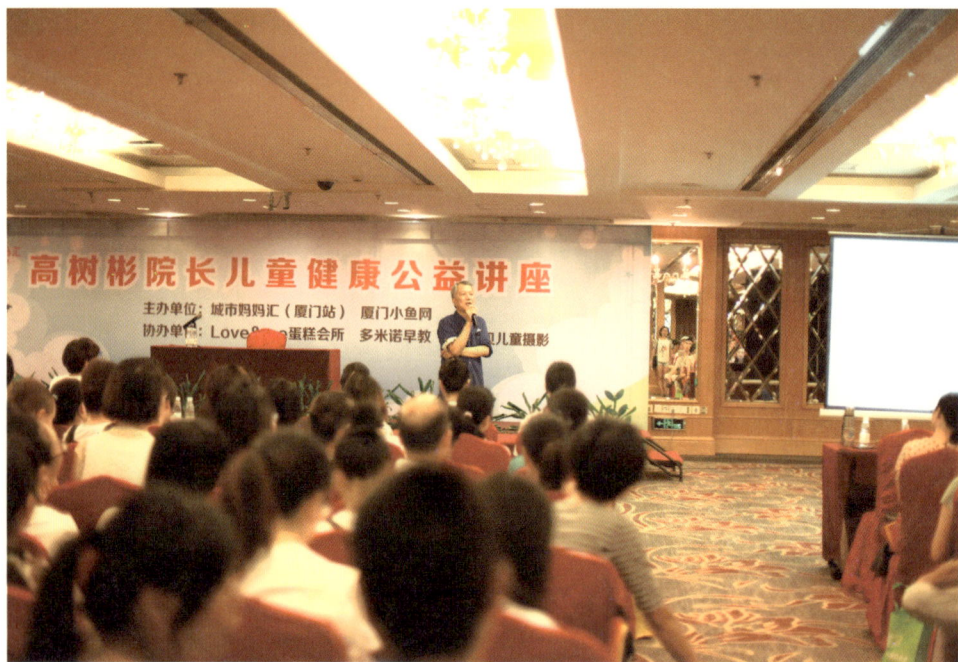

高树彬主任开展儿童健康公益讲座

大医精诚，医病还得先医心

作为知名儿科专家，高树彬主任始终坚持"仁心仁术，医病医人医心"的理念，对待患儿，不论家庭贫富，均悉心诊治，感同身受。一周两次的门诊都处于患儿及家属的"重重包围圈"中，虽然每天都限号，但根本没办法，患儿都到现场了，不忍拒绝，他总是主动延长门诊时间，让导诊护士为患儿加号，经常从早上6时30分持续到下午4—5时甚至晚上，中午只有15分钟的休息吃饭时间，其间往往连上厕所、喝水的时间都挤不出来。"累吗?""累，但孩子安好，一切辛苦都是值得的。"一句朴素之极的话，令人动容。

高树彬说，小儿属于"稚阴稚阳之体"，"脏气清灵，随拨随应"，因此在小儿的用药上注意"邪气未除正以伤，可怜嫩草不耐霜"，诊疗上应慎之又慎。因此，在治疗用药时，除了想方设法减轻患者的费用外，还耐心地手把手地教导家长如何护理患儿，少用药，推行中医外治疗法，筛选一些疗效确切、方法简便、无痛无创的外治疗法应用于临床，并作为诊疗常规的一部分，在临床上广泛应用，如穴位贴敷、灌肠、熏洗、推拿、拔罐、伏九贴敷疗法等，减轻了患儿的痛苦，受到广大患儿家长的欢迎和好评。

为了方便患儿服药，高树彬和他的团队将传统中医儿科"煮散"加以改进，以"袋泡茶"的方式应用于儿科临床（目前自制散剂 20 余种），临证灵活加减，一方面保证了疗效，另一方面大大提高了中药汤剂在儿科临床应用的依从性。6 岁 5 个月大的小郁，扁桃体炎每个月会发作 2～3 次，体温老是波动在 37.2℃ 至 38.9℃ 之间，西医诊断为慢性扁桃体炎，中医诊断为慢乳蛾。中医院儿科医师对小郁施以推拿手法：在"角孙、风池、扁桃体穴"穴位进行点、按、揉手法，再用清水漱口。连续治疗三天后，小郁就能正常饮食了，一个疗程后，双侧扁桃体大幅度缩小，半年后随访，小郁扁桃体炎也没再发作。

6 个月大的曾曾，连续两天发热、腹泻，每天要拉十几次稀水样大便，发热温度最高达到 38.8℃，经过检查诊断是轮状病毒性肠炎伴轻度脱水，中医叫湿热泻。除去对曾曾进行西医补液，医生还对曾曾施以推拿手法，根据孩子病性的寒热，选取相应的穴位进行治疗，或补或泄，达到纠正患儿病情的目的。第二天，患儿大便次数明显减少，也不再是稀水样了。同样的推拿手法再进行一次，患儿大便基本恢复正常。

廉洁行医，以"盛名之下，其实难负"自勉

高树彬在厦门医疗系统儿科界已小有名气，但他为人低调，总以"盛名之下，其实难负"自勉。他有着强烈的事业心和高度的责任感，工作中充满热忱，任劳任怨，对技术精益求精，具有高尚的医德医风和全心全意为患者服务的精神，始终以拯救病人的生命和解除其痛苦为己任，休谅患者及家属的疾苦。他所接诊的患儿大多不能直接表达病痛，但他不厌其烦，耐心细致地诊病治病，有时被患儿的呕吐物、大小便溅了一身也毫无怨言。他廉洁行医，始终婉言谢绝患者家属赠送的红包或礼物。

（黄琳）

和善儒雅的仁医

——记厦门市海沧医院肿瘤科陈毅德主任医师

【人物名片】

陈毅德，主任医师，呼吸肿瘤学科群学科带头人，厦门市海沧医院党委副书记、肿瘤科主任。曾任中国医师协会中西医结合分会肿瘤学专业委员会委员、福建省抗癌协会理事、福建省抗癌协会康复与姑息治疗专业委员会常务委员等职，荣获厦门市"林巧稚精神奖"、"厦门市青年岗位能手"等荣誉。

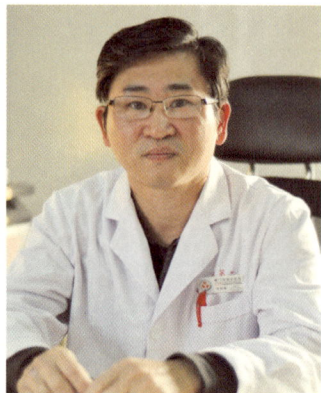
陈毅德主任医师

【从医感言】

如果医生对一个患肺癌的病人摇摇头，他就可能会自暴自弃；相反，如果医生给他鼓舞打气，他可能会创造奇迹。

厦门海沧医院党委副书记、肿瘤科主任陈毅德是这样一位医生，当他走到病房时，病房里总是一片欢声笑语；当他拿起听诊器，就会立马进入状态，全情投入。

关怀病人赢得众人"点赞"

见到陈毅德时，他轻声细语、文质彬彬的形象，像个大学教授。在同事眼里，他是个干活拼命的工作狂人；在患者眼中，他是个有人情味的医生，总是像家人一样为患者考虑；而在小辈眼里，长着一张娃娃脸的他，常常被当做和善儒雅的邻家大哥，呵护着小辈成长。

从福建医科大学毕业，从医数十年的经历，陈毅德见证了无数生离死别。他深深体会到，人情味就是要懂得换位思考。因此，在为患者制订治疗方案时，他总是把患者可能遇到的痛苦一一罗列出来。而在实施治疗过程中，他无时无刻不在关注患者的感受，通过及时和患者交流沟通，来打消患者的疑虑，最终赢得众多患者"点赞"。

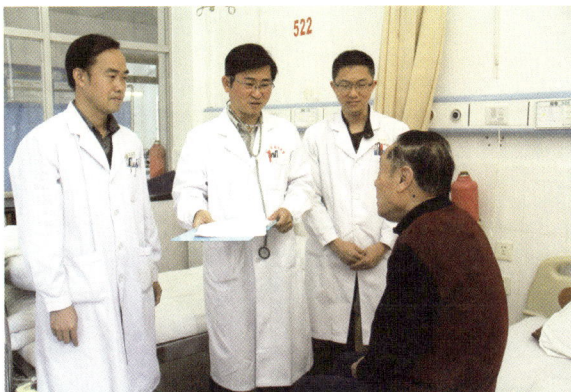

陈毅德主任耐心与患者交流沟通

70 多岁的许大爷至今仍记得 3 年前那个痛苦的夜晚。当时，许大爷患了肺气肿、肺

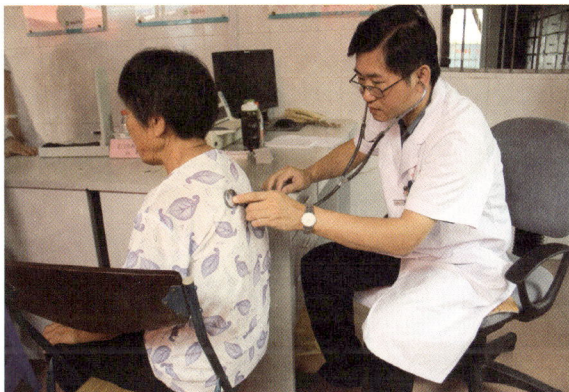

陈主任细心接诊赢得众多患者"点赞"

大泡，后来又被发现肺部上方长了恶性肿瘤，病情复杂，不能动手术，非常痛苦。老人家担心化疗的副作用，不想接受治疗，准备放弃治疗回家。

陈毅德知道后，觉得老大爷还有希望，便找到老人家，耐心地和他交谈，鼓励他可以通过技术手段采取"保肝、保肾、保胃"的措施，最大限度减轻治疗的副作用。消除疑虑后，老人家积极配合治疗，经过 6 次化疗，病情得到控制。

最让许大爷感动的，不仅是陈毅德的精湛医术，还有他的关爱。今年大年初一，老人家又咳又喘，病情急转直下，又住进了海沧医院。陈毅德得知消息后，放弃与家人团聚，赶回医院为老人治疗。经过抢救，老人渡过了难关，病情慢慢稳定下来。现在，每次许大爷提起陈毅德都说："陈医生不仅是医生，更是我们许家的亲人。"

（吴艺敏）

心系患者　播撒光明

——记厦门大学附属厦门眼科中心业务院长吴国基

【人物名片】

吴国基，主任医师，厦门大学附属厦门眼科中心业务院长，眼底病科主任，眼底病学科带头人，福建省医学会眼科学分会玻璃体视网膜组副组长，厦门市医学会常务理事、眼科学分会顾问，亚太白内障、角膜屈光手术协会会员，美国SEE手术远征队成员。厦门市思明区科技拔尖人才，荣获福建省"五一"奖章，厦门市劳动模范。在省级、国家级专业刊物上发表论文16篇，获省、市科技进步奖4次，世界白内障医师协会授予"人工晶体植入成就奖"。

每周二和周四，是院长吴国基的门诊时间。经常有眼疾患者从外地赶到厦门，即将下班时才到达医院，为避免患者尤其是外地患者来回奔波，吴国基院长都主动放弃休息时间，加班加点为其诊察。

去年5月份，中心接诊了一位从阿联酋（阿拉伯联合酋长国）谢赫哈利法医院转过来的患者。他35岁，高度近视，平常看东西或做事情只能依赖一副2000度近视镜。直到三个月前，他明显感觉到视物不清，左眼前黑影遮挡，仅能感觉到光亮，几近失明。在阿联酋手术2次后，眼球萎缩了1/3（眼球长度从28毫米缩小到20毫米），印度医生建议他到中国专业眼科医院找专业的眼底医生进行再次手术挽救。几经周折，患者来到厦门大学附属厦门眼科中心接受治疗，吴国基院长为其诊查，他的左眼为复发性视网膜脱离，伴有严重脉络膜脱离，瞳孔严重粘连。实施了左眼复杂性视网膜、脉络膜复位术及瞳孔成形术后，患者的矫正视力达到了0.02。此时这位海外患者为吴院长竖起了大拇指，脸上露出了欣喜之情。

作为厦门大学附属厦门眼科中心眼底病及视网膜病学科带头人，吴国基院长

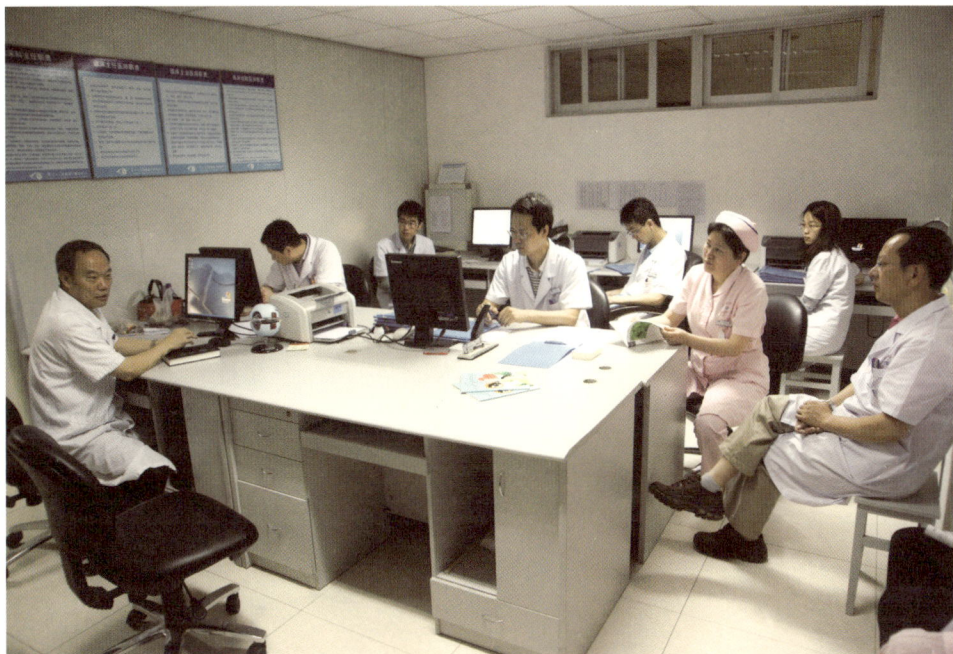

吴国基院长组织医护人员开会讨论工作

做的大部分是眼底疾病的大手术，难度和复杂性都非常高。每周做 4 天手术，他从早上上手术台一直忙到晚上 7—8 时是常有的事。最多时，他一天做 10 台微创显微玻璃体切割手术。

忙了一天好不容易可以回家休息了，只要患者有需要，打一个电话，无论是什么时间，他都会第一时间赶到医院。有一次，一名孙姓患者深夜 2 时多，因外伤导致眼球穿透伤到眼科中心就诊，吴国基院长知道后，不是吩咐值班医生，也不是交代属下的医生，而是连夜开车赶到医院，以最快速度为他做手术，最终保住了患者的眼球。之后，这名孙姓患者每当说起这段经历时，都对吴国基院长感激不已。

有一位 62 岁的法籍人士皮埃尔来到厦门眼科中心，诉他突然视力下降，还有黑影挡住，看不清东西。医生为他做了玻璃体切割术，视网膜已复位，经过半个月术后复原，视力奇迹般恢复到了 1.0。出院后，皮埃尔先生写来感谢信："我的眼睛亮了，能清晰地看世界了！我太幸福了！衷心地感谢吴国基院长的精心治

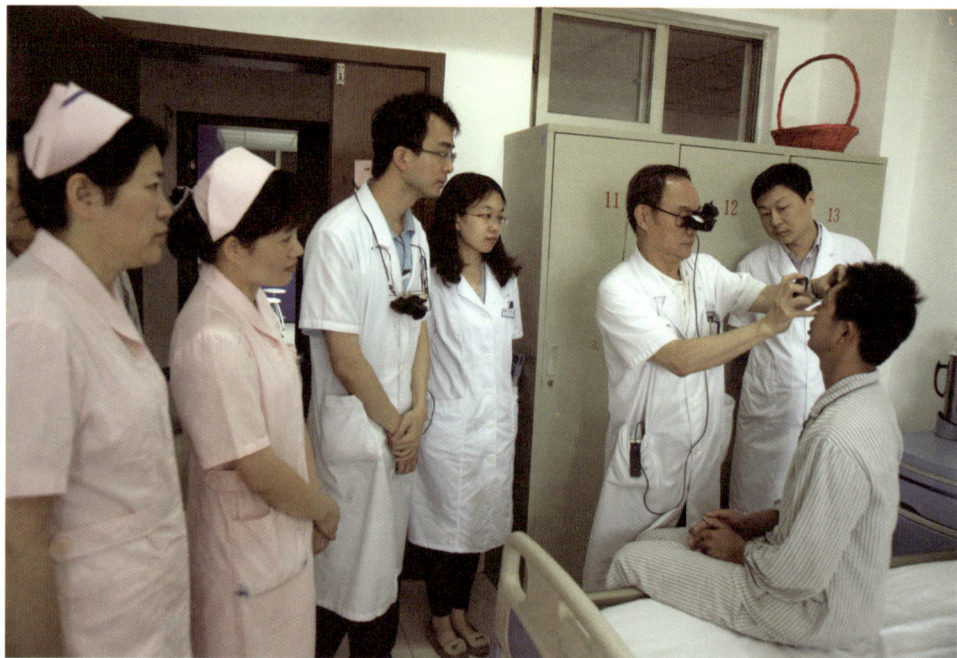

吴国基院长带领医护人员查房

疗……我切实感到贵院医术高超。我要现身说法，告诉眼底病患者求医有门！"

有一次，吴院长上门诊，马上要下班的时候，一位老人家大老远过来医院检查可是却挂不到号，吴院长知道后就和老人家说："您等等，等我看完已经挂号的病人，给您加一个号。"那天吴院长的门诊一直看到快下午 1 时才去吃饭。

还有许多次手术，遇上家境困难的患者，吴院长都会尽可能减少患者的手术费用，降低患者经济负担，还会帮助他们申请眼科中心的光明基金。他用自己的实际行动践行着一个医生对病人、对社会的承诺。一位有人情味的医者不仅是言语、精神上对患者加以关怀，更要有无私奉献的行动。

（厦门大学附属厦门眼科中心）

医生对病人要有"父母心"

——记厦门大学附属成功医院肾内科梁萌主任医师

【人物名片】

梁萌，主任医师、教授、硕士研究生导师，厦门大学附属成功医院肾内科主任、南京军区慢性肾病中西医结合诊疗中心专科主任、厦门市血液净化规划重点专科主任。全国中西医结合学会肾脏疾病专业委员会副主任委员，擅长中西医结合诊治泌尿系统（尤其是肾脏）疾病，如 IgA 肾病、肾病综合征、膜性肾病、糖尿病肾病、狼疮性肾炎、紫癜性肾炎、乙肝相关性肾炎、尿酸性肾病、尿路感染、肾盂肾炎、急慢性肾功能衰竭等。

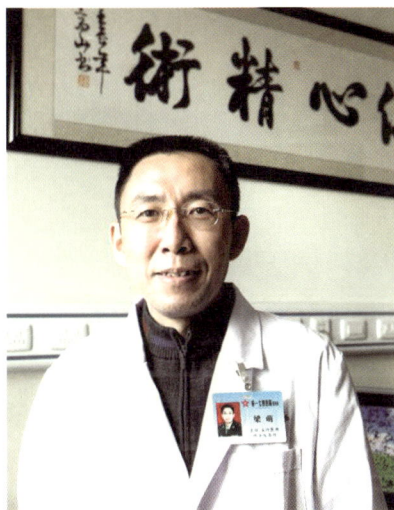

梁萌教授

他既是一位与癌症抗争 20 年，经历了 7 次大手术的病人，又是一位悬壶济世，帮助病人抵抗病魔的医者。他名叫梁萌，是厦门大学附属成功医院肾内科主任。

耐心——能体谅病人，善待病人

但凡和梁萌打过交道的病人，对他的评价大多惊人地相似：有耐心，对病人超级好。

有一次，从漳州龙海来了一位患急性肾衰竭的男孩，发病仅三天，就没尿了。男孩的父亲也是医生，却束手无策，急得直跺脚。梁萌接诊后，一边耐心安抚病人和家属的情绪，说："别急，慢慢说，一定会有办法的。"一边了解患者病情。

原来，这个男孩高中毕业，正准备去读军校，体检时发现得了感冒发热，就随便吃了点退热药，可是没承想，体温一直退不下来，三天后反而没尿了。送到医院治疗时，他已经得了急性肾衰。

了解病情后，梁萌果断判断病因是用药不当。"吃药和吃菜不一样。有些药混在一起吃不仅不能起疗效，反而会加重病人的负担，引起急性肾衰。"梁萌举例，中药服用不当也会吃出毛病，"关木通、广防己过量摄入就会引起马兜铃酸肾病，现在还没有很好的治疗办法。止痛药吃多了，也会引起止痛药性肾脏病变"。

经梁萌及其团队对症治疗，一周后，男孩就康复出院了。

让病人感动的是，梁萌不仅有耐心，还能体谅病人。梁萌的门诊经常爆满，许多远道而来的病人排不上号，干着急。每到这时候，梁萌总是会加班加点给病人看病，肚子饿了就喝点酸奶。"病人大老远来一趟不容易，我不希望他们带着希望来，却留下遗憾走。"

一名从四川来厦务工的病人老李找到梁萌，脸上满是愁容，说："梁医生，我得这病4年，病情都很稳定，这次突然反弹，我一下就懵了，是不是身体出大问题了？"

原来，老李4年前得了肾病综合征，之前病情已趋于稳定，他就订好了春节返乡的火车票，准备高高兴兴回家过年。不料一检查，病情突然反复，他一下子就慌了神。"4年来，我十几万元积蓄花光了，接下来的治疗怎么办？"

"老李，别担心，现在我给你两个选择：一是留下来，火车票钱

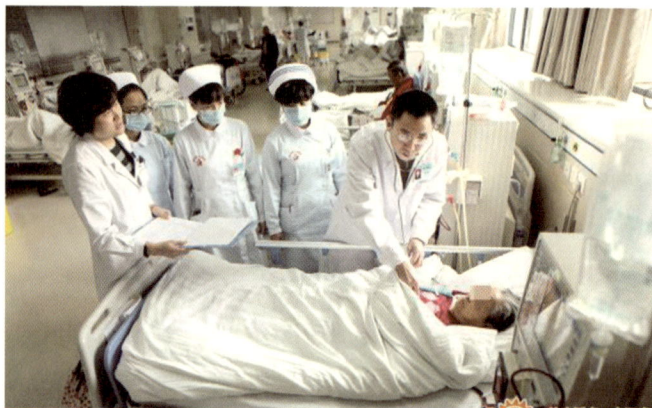

梁萌（右一）在病房为病人做检查 （唐光峰　摄）

我出，用物美价廉的药帮你治病；二是如果你想回家过年，我帮你联系成都或重庆最好的医生，好不好?"

梁萌一番话说完，老李久久不语，最后说："梁医生，过年了，我想回家看看。年后我还想找你看病。"

父母心——把病人当成孩子看待

梁萌为什么对待病人始终能这么有耐心、体贴？ 他说，一位百年前生活在美国的医生特鲁多，对他影响很大。特鲁多医生默默无闻，但他的墓志铭却广为流传，上面写着：有时去治愈，常常去帮助，总是去安慰。

"之所以现在医患关系紧张，医生对病人缺乏服务和沟通是症结。"现在，梁萌每接诊一位病人，总是会问自己："我尽力了没有?"

他说："人的生命是脆弱的，医学还没有发达到能包治百病的程度，肉体上的痛苦我没办法帮病人缓解时，就要在精神上给他们安慰。"

有的病人得了尿毒症晚期，沮丧抑郁，把自己封闭起来，严重的甚至会割腕、跳楼轻生。每

梁主任待病人有颗"父母心"

当遇到这样的病人，梁萌总是会以自己的经历鼓励他们："别看我是医生，其实我病得比您还重，是癌症。每天我和你们一样在接受治疗，但我现在不是活得很好吗？ 你们也要坚强。"他这样一说，许多病人就放弃了轻生的念头，开始积极配合医生治疗。

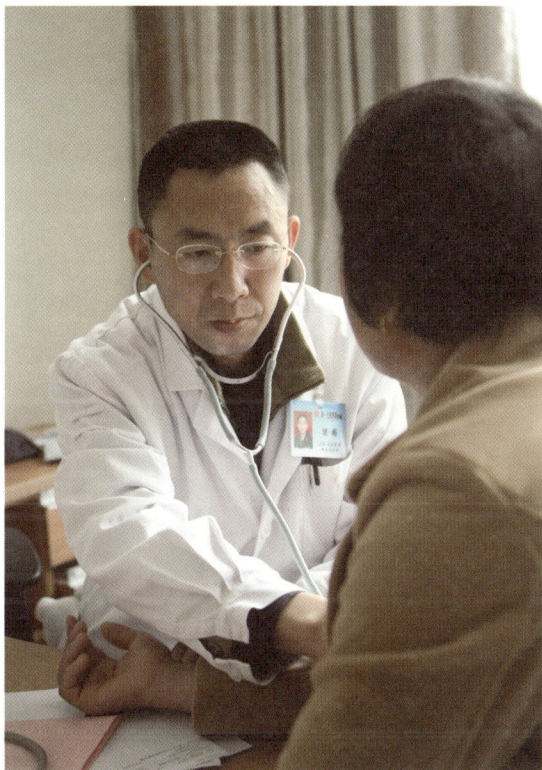

每当科室里的医生向梁萌抱怨自己不被病人理解时，梁萌就会和颜悦色地对他们说："医生不是病人的父母，但要有颗'父母心'。有时候，把病人当孩子一样看，多鼓励，多安慰，而不是犟着，很多矛盾自然会烟消云散。"

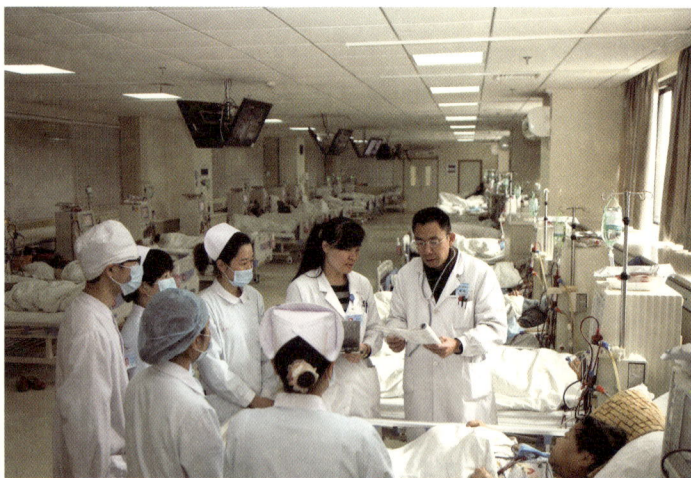

带教团队提升诊疗水平

在梁萌的精心维护下，他所在的科室没有出现医患纠纷和矛盾，医生还和很多病人成了好朋友。

使命感——带领一群人斗病魔

梁萌有个外号叫"拼命三郎"。在生病期间，他曾经5年内主持手术220多次，抢救危重病人300余人次，诊治病人更是达数千人次。他曾经开玩笑地说："我只有在工作时，才感到自己还活着。"

年轻的时候，梁萌管医生这个职业叫"饭碗"，可以养活自己，可以支撑起家庭；现在对他来说，与其说医生是一项职业，不如说它是一种使命。

"当你成为科室主任，考虑的可就不仅仅是治病救人，还要做学术，带医生、研究生，带团队，要协调很多事。我不是一个人在和病魔战斗，而是一群人。"在梁萌带领下，成功医院（174医院）肾内科逐渐从医院不太知名的科室，发展成南京军区中西医结合肾病中心、省级血液净化护理培训基地、厦门市最早的血液净化规划重点专科。不仅近5年血透总次数位居全省前列，而且肾内科也成为在福建省、闽西南地区具有一定影响力的科室。

（姜美廷、曾昊然）

医生责任重于泰山

——记厦门大学附属中山医院消化内科任建林主任医师

【人物名片】

任建林，医学博士、主任医师、博士生导师、闽江学者特聘教授，哈佛大学麻省总医院访问医师，厦门大学消化疾病研究所常务副所长，厦门市消化疾病中心常务副主任，厦门大学临床学科教授委员会主任，厦门大学附属中山医院科研部主任、内科教研室主任、消化内科主任，厦门市拔尖人才，福建省百千万人才，厦门市首批医学学术与技术带头人，"海峡两岸消化突出贡献奖"获得者，澳门医学会胃肠肝病学会顾问，中国医师协

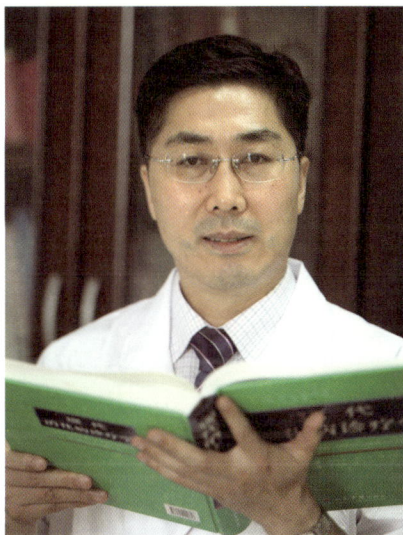

任建林主任

会消化医师分会常务委员，海峡两岸医药卫生交流协会常务理事，海峡两岸消化病学专家委员会常务副主任委员，中国胃病专业委员会常务副会长，中华消化内镜学会胃肠黏膜学组副组长，福建省消化学会副主任委员，福建消化学会胃肠黏膜和胃肠微生态学组组长等。

周五上午 7 时，厦门大学附属中山医院一位年轻医生急急忙忙赶到消化内科示教室，推开门一瞧，发现里面已坐满了人，自己还是来晚了，赶紧很自觉地挤站在旁边听课。

疑难病例讨论、新技术探讨、医学科技进展，在厦门大学附属中山医院消化内科，每周五上班前、周二下班后进行两次学习讨论会已坚持了 8 年，学习活动的发起人便是任建林教授。在他看来，医生是个非常伟大的职业，责任重于泰山，而医学世界如浩瀚的宇宙，人类知之甚少，唯有坚持不懈地学习、实践，再学习、再实践，才有担此重任的可能。

待后辈：鞭策学习世界一流医院

11 年前，任建林曾前往美国波士顿麻省总医院学习，期间有一件事令其触动很大。

"他们早上 7 时就开始学习，这意味着 5 时多要起床，而且他们每天有 4 个时间段学习。"任建林主任说，连世界最顶尖的医院都如此"疯狂"，更何况我们？想要成长就必须 5+2、白加黑（工作日 5 天加周末 2 天，白天加晚上）学习。

从波士顿归厦后，任建林便开始着手安排消化内科医生的学习会。自此，消化内科每周五早 7 时开始"早学习"，每周二晚上下班后进行"晚讨论"。消化内科每个月还举办一至两次"中山—湘雅联合查房"。

"学习会上，从年龄最小的开始发言，看他们如何做功课。"消化内科的医生既有"70 后"、"80 后"，也有"90 后"的新生力量，任建林常常以"你对这个问题怎么看"开始对话，引导年轻医生思考问题的方法、责任心和态度。他自己也会常常自问："年轻人有没有和消化内科共同成长？"

患者的命运，取决于诊疗过程的众多环节，一个环节出问题，可能满盘皆输。这也是任建林 8 年来坚持办学习会、关注学科建设的重

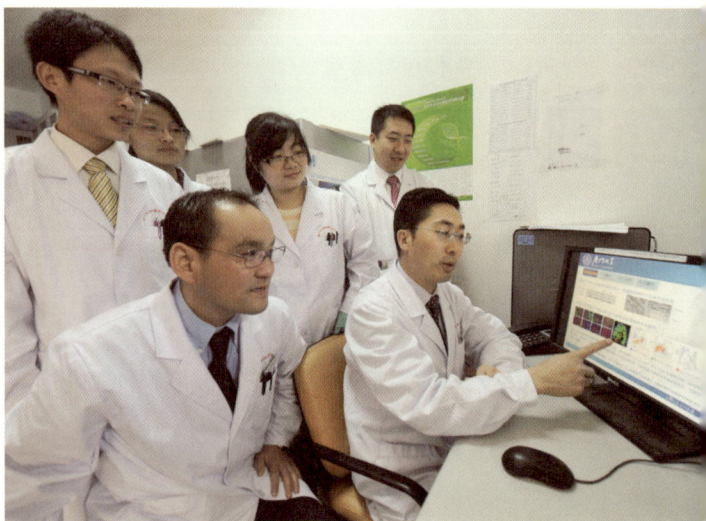

任建林主任带领团队"早学习"、"晚讨论"

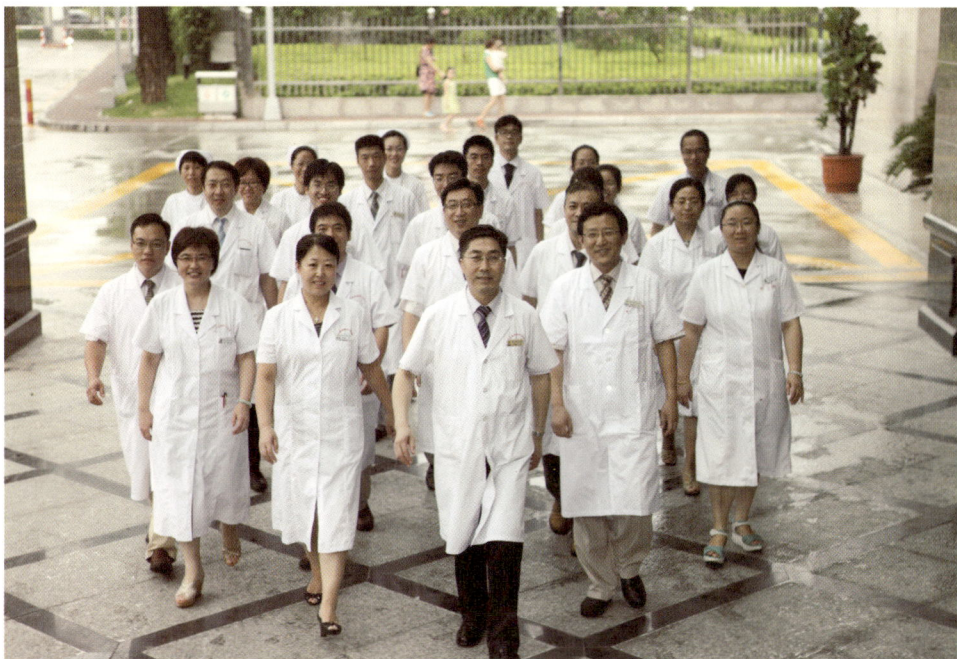

任建林带领消化内科勇攀医学高峰

要出发点之一。

对患者：严谨负责，医生职责重大

由于工作繁重，任建林主任每天只休息四五个小时，在他的办公室内，长年备着提神的咖啡。

"坐诊前一定要喝几杯咖啡集中注意力。"在任建林主任看来，病人是永远看不完的，但他希望经其手的患者，一定被认真对待，容不得半点马虎和含糊。

不少患者常感恩于他的严谨和负责。"有几次，任主任在专家门诊坐诊时，几位奇怪的'病人'推门进来，他们也不看病，就在旁边看着。"任建林主任的学生说，"我问他们有什么需要帮忙时，他们才说：'我不看病，我就是来看看任主任的。'"

（陈芳）

病人永远是我的老师

——记厦门大学附属中山医院乳腺专病门诊侯如蓉主任医师

【人物名片】

　　侯如蓉，主任医师，教授，硕士生导师，厦门大学附属中山医院乳腺专病门诊主任医师，肿瘤放疗科主任。从医33年，擅长鼻咽癌、肺癌、食管癌、胃肠肿瘤、乳腺癌、妇科肿瘤等肿瘤的放疗以及综合治疗。

【从医感言】

　　让每一位肿瘤患者都能够活得长、活得好，是我毕生的追求。

　　1980年，侯如蓉从苏州医学院毕业后，毅然选择了相对冷门的肿瘤放疗专业，埋头一干就是30多年。20世纪90年代初，眼看着乳腺癌发病率逐年攀升，人们又普遍缺乏相关防治知识，她开始将防治乳腺癌作为研究方向，20年来积累了丰富的经验。有患者说，"侯主任有一双'神手'，她一摸，就知道是不是肿瘤，有时候比仪器检查还管用。"侯如蓉却谦逊地表示，"病人永远是我的老师。"

她的手像妈妈的手，柔软而温暖

　　诊治乳腺疾病，触诊是重要的一环，乳房、颈部、腋窝等部位都要仔细触摸，有时候难免沾到汗液等分泌物。侯如蓉给病人做检查，无论对方是大老板还是农民工，她都要事先把手洗干净，大冬天也认真洗手，从不马虎。她说，"我要用恭敬心、平等心对待每一位患者，我这样做是对病人人格最起码的尊重。"

　　医学进步了，设备越来越先进，但侯如蓉认为，医生不能太过依赖仪器，基本的触诊不可荒废，因为任何一项检查的准确性都不是百分之百，多一道触诊，必然会增加诊断的准确性。而且，触诊查体还能安抚病人的紧张情绪，增进与病人的情感交流。难怪有些病人说，"侯教授的手就像妈妈

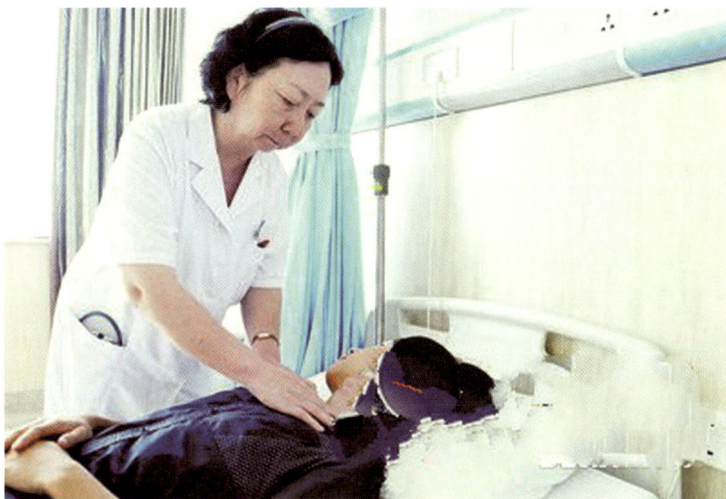

侯如蓉主任仔细为病人触诊查体

的手，柔软而温暖，被她一摸，我的病也好了一半。"

曾经有一位女病人，老是怀疑自己有乳腺癌，每隔几个月就往医院跑，要求医生帮她查一查。有一次，她找到侯如蓉，侯主任发现她陷入焦虑的深渊无法自拔，于是耐心地帮她触诊，并安慰她没有大碍。结束时，这位病人舒了口气说，"看你检查如此认真，这回我终于放心了！"

一句"陪你共渡难关"，病人感动落泪

侯如蓉经常教导科室里的医务人员，医病更要医心，肿瘤患者更需要医护人员的关爱。

有一位乳腺癌患者，一直找土医生看病，最后发展为双侧乳癌，出现了双肺转移、肝转移、多发骨转移，病情危重。侯如蓉发现她心情十分沮丧，于是拍拍她的肩膀告诉她，"我会陪着你共渡难关！"病人当场感动落泪，鼓起勇气与病魔抗争。侯如蓉为病人制订了既能控制肿瘤进展又能保持体能的综合治疗方案。经过一段时间的治疗，现在病人双乳病灶、双肺病灶、骨转移灶、肝病灶都消失了，目前正继续接受维持治疗。病人全家十分感恩侯教授给了她重生的希望。

侯如蓉给病人开药方、检查单、住院证时，习惯在单子后面写清楚到几层楼交费，到几号楼做检查、住院，以免病人像走迷宫似的到处绕弯路。有些外地病

人需要尽快穿刺活检，为了减少病人辗转奔波，她常常亲自带病人到彩超室联系穿刺事宜，缩短了检查时间。外地病人纷纷感叹，"厦门的专家就是好！"

乳腺癌的发病率正以 4.6% 的速度逐年增加，是女性健康头号杀手。早期乳腺癌治疗效果很好，可很多人就诊时已是中晚期，而且治疗很不规范。为了普及乳腺癌防治知识，侯如蓉专门撰写出版了《乳腺癌的防治》一书，并编写了《乳腺癌防治问答》科普丛书发给患者。她常帮助乳腺癌病人做心理疏导，指导她们科学膳食、合理运动，全方位防癌治癌。

量身定做放疗方案，精益求精降低损伤

肿瘤放疗是把双刃剑，在杀灭癌细胞的同时，也会损伤正常组织。为了尽可能减少射线对正常组织的损伤，侯如蓉要求科室医务人员精益求精，一定要根据病人的实际情况量身定做放疗方案。

以乳腺癌为例，乳房邻近心脏、肺脏，同样做放疗，粗放式放疗，肺脏可能全在射线范围内，而精细化放疗，则能把肺脏全部挡住，哪里有癌细胞射线就照哪儿。但是，要做到精细，工作量会增加很多，操作人员必须在计算机上反复比对，非常辛苦。侯如蓉认为，肿瘤放疗就得尽善尽美，只要对病人有利，再辛苦也值得。

她所带领的肿瘤放疗科每年收治放疗病人 1000 多人，出院病人近 2000 人次，从未发生过医疗差错事故，从未发生过医疗投诉案件，还被医院评为精神文明先进科室。

（陈芳、楚燕）

心灵窗户的守护者

——记厦门市中医院眼科王玉斌主治医师

【人物名片】

王玉斌，主治医师，一直工作在眼科临床、教学、科研第一线，擅长运用中医中药治疗眼表疾病及眼底疾病，在治疗眼底病的疑难杂症方面已积累较丰富的经验。

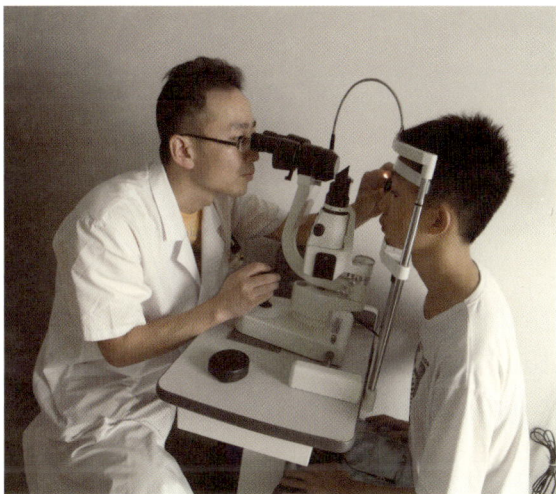

王玉斌医师在为患者检查

【从医感言】

能为患者看好病，医生内心的幸福感和成就感是至高无上的。

王玉斌是厦门中医院眼科的一名普通医生，硕士毕业后进入中医院工作才5年多，但他的患者已遍布福建，甚至还有海峡对岸的金门患者专程来厦找他看眼病。患者们说，他可以从内心里打消自己面对医生时的恐惧感和紧张感。

擅长眼底病，金门老大爷跨海求诊

王玉斌比较擅长眼底疾病的检查和治疗，尤其是运用中医药手段治疗老年性黄斑变性、视网膜色素变性、高度近视等。有一位来自金门的70多岁老大爷，患老年性黄斑变性 30 多年，白天视力模糊不清，夜间完全看不见，到台湾地区多家医院治疗，效果不理想，后来通过邻居介绍专程来找王玉斌看诊。王玉斌给予中药调理，改善眼底微循环，治疗一段时间后，老人家感觉视力明显改善，生活质量也提高了，非常感激。

王玉斌说，老年性黄斑变性是难治性疾病，国外主要运用抗新生血管生长类药物治疗，但该类药价格昂贵，一次药费近万元，治疗效果也不确切，国内患者很难负担得起，他从念硕士开始就在临床中不断探索、总结，应用中药调治这类疾病，让患者视力明显改善，也节省开支。他认为这本来就是本职工作，"做医生，治病要经常站在病人的角度，为病人多着想。"

凌晨开导患者，解决抑郁性视力下降

王玉斌认为，对待病人除了态度要和蔼，还要重视与病人的交流和心理疏导。

一次他值夜班，一名 20 岁左右的年轻女孩凌晨 5 时来看急诊，自述眼睛看不见东西，王玉斌仔细检查，发现女孩的眼外观、眼底都没问题，虽然夜班很累，但他没向病人抱怨"没事看啥急诊"，而是很仔细地询问病人原因。在询问中，他得知女孩刚刚失恋，心情很抑郁，又喝酒熬夜，突然就感觉眼睛看不见了，意识到这是一种抑郁性视力下降，他没有急着打发病人回去，而是耐心地从生活、工作等方面与女孩交谈，慢慢地开导她，在天刚亮时，这名女孩的视力没有经过任何治疗，恢复了视力。女孩对他感激不尽，他反而感谢女孩让他对自己的职业有了新的理解，并感触颇深，"有时医心比医病更重要！"

公休 5 天有 3 天回医院加班

工作至今，王玉斌很少有休息时间，科室里女性同事较多，陆续有怀孕生子休假的情况，再加上眼科的门诊患者比较多，科里人手紧缺很常见。王玉斌为了多看一些患者，减轻同事的工作量，在每次上完夜班的第二天，都会坚持出门诊，一直到中午把病人都看完才回家休息。到下午 1 时多才下班也是常事，科室主任林媛心疼他，要他早点下班回家休息，王玉斌总是笑笑回答："这些患者大老远来医院看病不容易。"要不就举例说有女同事怀孕期间都在坚持给患者看病，他一个

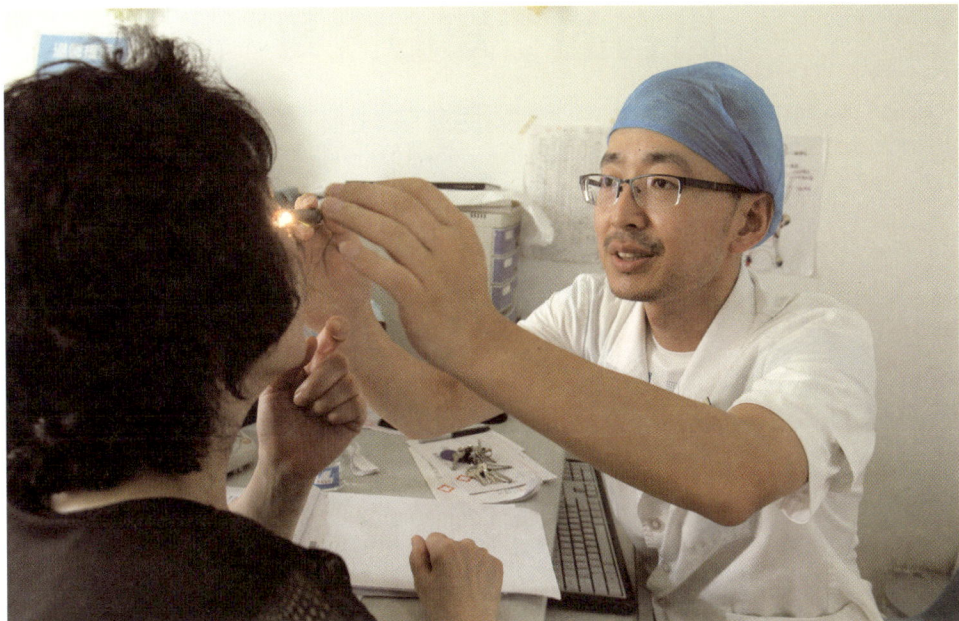

王玉斌医师为患者检查

大男人又算得了什么。

由于王玉斌擅长眼底方面的疾病，而这类疾病大多属疑难眼病，病程又比较长，治疗需要按疗程来，还要定期复诊，相当一部分患者是外地的患者，因此即使在休假过程中，如果有老患者前来找王玉斌，王玉斌也都是从家里立即赶来医院为患者诊治。2011年夏天，王玉斌的孩子刚刚降生，王玉斌本想借此机会公休几天，在家里好好照顾妻子和孩子，可那段时间正好有几位多年的老患者来找他看病，接到电话，王玉斌二话没说，直接赶到医院为患者诊治，一去就是一个上午。公休假只有5天，王玉斌加班3天，他没有任何怨言，还安慰家人，这是患者对他医术和医德的肯定，只要能为患者看好病，再辛苦也是值得的。

不过，王玉斌还是对妻儿充满歉意，自己少有时间陪伴家人，但是，"从事医疗这个行业，就是选择了奉献"，他希望通过努力，能为更多的眼病患者减轻痛苦，带来光明。

（邱三妹、张旭灿、刘蓉）

患者的"知心大哥"

——记厦门大学附属第一医院同民分院消化内科周东生主任医师

【人物名片】

周东生，主任医师、教授，厦门大学附属第一医院同民分院消化内科主任，江苏省中医药学会内科分会常务委员，厦门市医学会消化内科分会常务委员、消化内镜分会委员。长期从事消化内科工作，积累了丰富的临床经验。在国家级刊物发表论文 10 余篇，在省级刊物发表论文 10 余篇。出版专业图书《全科医学》（主编）、《临床医学与检验》（副主编）。荣获省级科技进步奖 2 项、新技术奖 2 项。

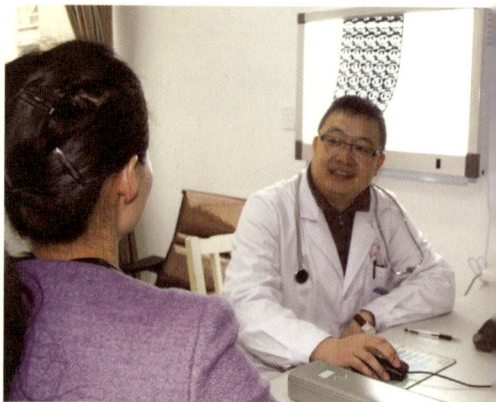

周东生主任带着爱心行医

"视病人如亲人"，这是许多医院对医生的要求，但实践起来很难，而厦门大学附属第一医院同民分院消化内科主任周东生，却凭借"把病人当病人"的宗旨，带着爱心、细心行医，成了许多患者的"知心大哥"……

周东生今年 48 岁，主任医师、教授，之前在黑龙江省立医院从事消化内科工作 20 余年，具有较深的专业临床造诣。2013 年，作为高级人才，他被引进到位于翔安的同民医院，担任消化内科学科带头人。

到医院时，周东生也有过困惑，"相比岛内的大医院，这里硬件条件差很多；另外，由于是新成立的科室，如何做出品牌并吸引患者来，也让我头疼了一阵。"经过思考，周东生决定：病人来医院，是为治好病，只要有精湛的医术和用心的服务，帮病人最快地解决痛苦，口碑也就自然而然地来了。

于是，从消化内科开诊第一天起，周东生就要求自己和同事：把病人当成病人，"我不要求你们视病人如亲人，因为我也做不到，但视病人如病人可以做到"。3月底，一位福州的病人预约周东生门诊，来医院后，恰好碰到周东生阑尾炎手术，护士建议病人改期，但病人说他大老远来一趟不容易……周东生闻讯后，边打点滴边给这位病人看病，最终把病人也感动了，说："这是我第一次这么看病，谢谢！"

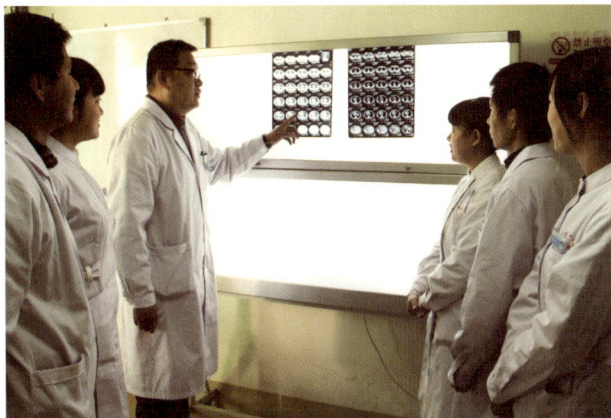

周东生主任用心带教获好评

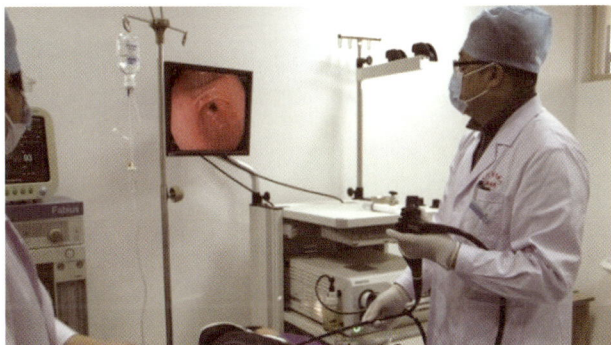

周东生主任为患者做无痛胃镜检查

有了好的服务还不够，关键还得有好的医术。病人林小姐经常腹胀、腹痛，去了多家医院也得不到根治。2013年年底，她来找周东生诊治。在仔细询问完病情后，周东生认为可能是幽门螺旋杆菌导致的胃炎引起的，于是给予相应治疗，不久后林小姐的腹胀、腹痛就消失了。"看病，最重要的是找出病因。同样的病，病因不同，治疗的手段也就不一样了。"周东生说。

因人而施的有效医术加上贴心的服务，让周东生成了许多患者的"知心大哥"，口碑也很快就有了——到2013年10月，同民医院消化内科的病人数已和第一医院消化内科一样多，并有赶超之势，但周东生仍不满足，"希望在不久的将来，我们能为岛内大医院减轻更多的负担！"

（文／蒋全德　图／蔡建东）

与死神赛跑的急救技术状元

——记厦门市第三医院急诊医学部 ICU 副主任吴彬

【人物名片】

吴彬，副主任医师，厦门市第三医院急诊医学部 ICU 副主任、福建省医学会重症医学分会青年委员会委员，厦门市医学会重症医学分会委员会委员。参加"厦门市卫生系统技能大比武"获呼吸机组第一名，参加福建省第一届"民安杯"急救竞赛，获福建省卫生厅授予"福建省急救技术状元"称号，荣获福建省团委"五四青年奖章"、"厦门市十佳青年医生"等表彰。

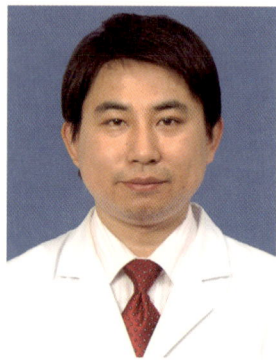

吴彬副主任医师

厦门市第三医院急诊医学部 ICU 病区是该院一张烫金名片，每年抢救急危重病人上千例，在福建省重症医学领域享有较高的声望。该科不仅拥有国内先进的医疗设备，而且拥有一大批高水平的技术人才，而吴彬医师正是这群精英当中的优秀分子。

吴彬医师曾在"厦门市卫生系统技能大比武"中以满分获呼吸机组第一名，在福建省第一届"民安杯"急救竞赛中取得全省第一名的好成绩，获福建省卫生厅颁发的"福建省急救技术状元"称号，还获得福建省团委授予的"五四青年奖章"等殊荣。

妙手仁心：心中有爱，尽心尽力救治病人

当一名好医生，不仅要有精湛的医疗技术水平，更应从人文的角度去关心体

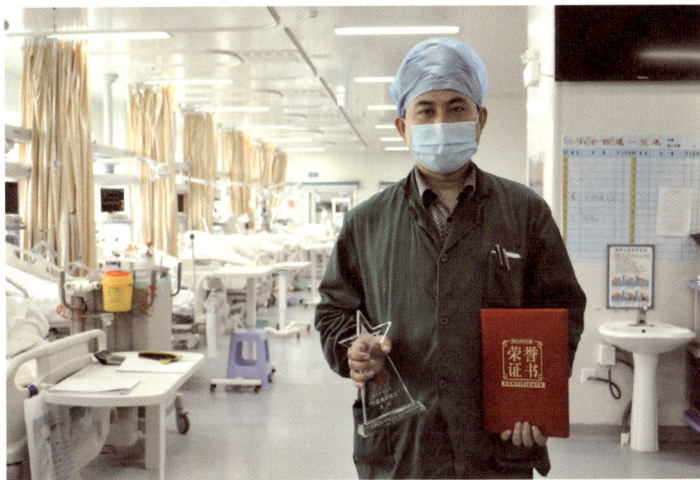

急救技术能手参加省、市"大比武"夺桂冠

贴病人。吴彬医师正是这样在长期的临床历练中，达到了医病、医人又医心的境界。

一位高龄晚期肾癌患者进行肾癌根治术后，尚未离开手术室就继发弥散性血管内凝血（DIC），多脏器功能衰竭。危急时刻，吴彬医师率领一支训练有素的ICU抢救团队把ICU重症抢救设备搬入手术室，现场进行急救。虽然那时他刚值完夜班，24小时没合过眼，身体极度疲惫，但一想到此时病人生命垂危，想到病人家属满眼期待，他感到身上的担子更重，坚定了抢救病人生命的信念，再苦再累也得撑住。经过3天3夜的连续作战，患者终于被吴彬医师从鬼门关拉了回来，康复出院。

现在虽科技发达，但医学并不是万能的，吴彬医师铭记特鲁多的格言：有时去治愈，常常去帮助，总是去安慰。吴彬医师特别能体会病人的痛苦，每次查房总是要把患者调整到一个最舒适的位置，细心查体，耐心与病人交流，注意聆听或根据病人的反应调整治疗和护理措施。他还注重与患者家属的沟通，实事求是地告知患者的病情变化，已采取的治疗措施及取得的效果，目前还存在哪些问题，可能出现什么并发症等，让家属情绪平复，积极配合治疗。同时他还特别重视为病人营造良好的休息环境，在夜间关闭床头灯光，调低监护仪器报警音量，减少深夜护理措施，尽可能提高患者的睡眠质量和肌体的自我修复能力。经他主管的很多病人出院后都与他结交朋友。

作为一名急救医生，吴彬有时还能化身"心理医生"。曾有一位女性患者，因家庭琐事想不开服下剧毒农药，送医时患者已处于濒死状态。吴彬医师率领ICU抢救团队对其进行紧急抢救及后续治疗，终于使病人转危为安。然而，病人意识清醒后，却情绪极度不稳定，拒绝配合医生治疗。吴彬医师懂得，此时的病人不但要给予躯体疾病的治疗，更重要的是，给予心理上的治疗。因此，他不厌其烦地与病人交谈，让她重新树立起生活的勇气，积极配合治疗。14 天后病人身心完全康复，一家人高高兴兴地回家。

急救状元：永不放弃，多次创造医学奇迹

吴彬医师从一个普通的医学生逐渐成长为一名经验丰富的重症医学方面的行家里手，这其中经历的艰辛和付出的汗水是常人无法体会的。他不仅精通 ICU 所有抢救设备的原理，还熟练掌握各项操作技能。每次抢救急危重病人时，他总是发挥特长，根据抢救专家组讨论形成的方案，率领抢救团队，应用最新前沿医学技术，较好地完成抢救任务。

一名安溪患者因大量酗酒引发 8 个脏器功能衰竭，而一般医学上认定衰竭器官超过 4 个，死亡率高达 90%。由于病人的病情特殊，院长叶惠龙坐镇指挥，马上组织专家组讨论，形成抢救方案。而吴彬带领的抢救团队具体实施方案，运用 PICCO、CRRT 等先进的循环和呼吸管理等技术，守护病人一个月，患者终于康复出院。对此，北京协和医院 ICU 专家刘大为教授在得知这一消息后惊喜地说："不错啊，厦门三院能够成功抢救多器官功能障碍病人，这在医学上不能不说是一大奇迹。"

2013 年夏天，43 岁的周先生在其他医院做了阑尾切除术，术后三个月，突然出现绞窄性肠梗阻，被紧急送入第三医院手术，术中发现周先生有近两米长的空肠坏死，肠管涨得像轮胎大小，

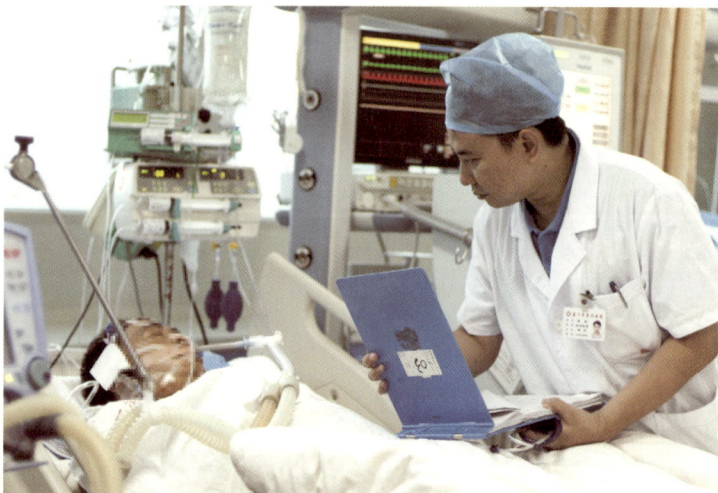

心中有爱，抢救垂危，勇挑重担

由于肠腔内大量细菌繁殖，虽然坏死肠管切除了，但患者很快进入重症感染性休克继发多器官功能衰竭，并出现弥散性血管内凝血，全身到处出血，生命垂危。为此，吴彬率领的技术团队一直坚守在其病床旁，严密观察病情变化，及时报告，不断调整治疗方案，应用最新的食管压力监测、超声心排量监测、血流动力学监测、血浆置换治疗等先进技术。经过 20 多天的不懈努力，周先生的病情终于得到控制，器官功能逐渐恢复，3 个月后痊愈出院。现在周先生逢人便说是厦门市第三医院给了他第二次生命。

此例病人抢救治疗的成功，既是吴彬医师及 ICU 抢救团队高超技术的体现，更是他们高度责任心、永不放弃的体现。

好学医生：勤学敏思，医学研究硕果累累

吴彬医师不仅对工作认真负责，对待学习也是如饥似渴，业余时间，他总是抓紧阅读国内外各类医学文献，潜心于理论医学研究，像海绵一样吸收各种专业知识。他认真总结临床经验，不断创新诊治方法，开展医学科研活动，撰写多篇医学论文发表在国内的核心医学期刊上。

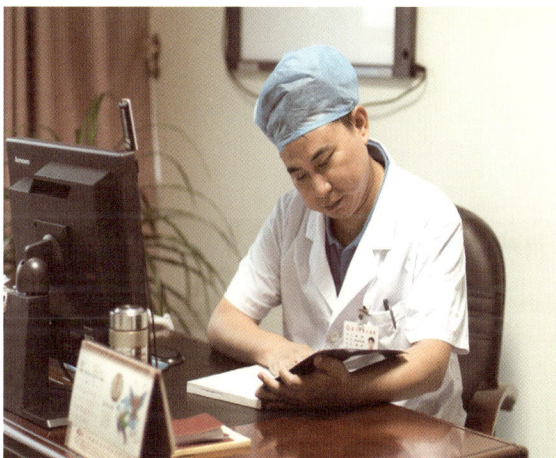

2006 年，《肺复张手法预防去复张相关肺损伤的炎症机制研究》在中华医学会重症医学全国

吴彬勤奋好学，攻关克难获硕果

研讨会上获优秀论文三等奖。2011 年，《PICCO 技术在严重多发伤早期液体复苏中的应用》获福建省卫生厅青年课题立项，《食管压力指导 PEEP 选择在创伤性肺损伤中的应用》获福建省卫生厅创新课题立项。

职责在左，仁爱在右。吴彬医师的德艺双馨让希波克拉底誓言在自己的生命征途上永远嘹亮。

（彭月芗）

1% 的希望也不轻言放弃

——记厦门大学附属第一医院同民分院心内科刘新建主任医师

【人物名片】

> 刘新建，主任医师、教授，厦门大学附属第一医院同民分院心内科主任，厦门市医学会心血管内科分会委员、心电生理分会委员、老年医学分会委员、中西医结合心血管内科分会常委。擅长心血管病等急危重症的诊断和治疗，在国家级刊物发表论文 20 余篇，编写论著 1 部，主持科研课题 2 项。获得市级科技进步奖、优秀共产党员称号。

【从医感言】

> 行医，就应"多快省"。"多"，指多了解患者的病情及家庭情况；"快"，帮助患者尽快痊愈；"省"，帮助患者用最少的钱达到最好的治疗效果。

厦门大学附属第一医院同民分院的刘新建，作为一名心内科医师。面对生命，他从不轻言放弃。身为科主任，他常常不辞辛苦深入偏远地区，亲自为患者诊治，用爱心和责任，履行医者的使命。

超常规心脏按压 70 分钟，手指僵硬无法握笔

几年前的一天，一名家住翔安新店的 52 岁急性心肌梗死男性患者在住院第三天突发心脏骤停，当时是清晨，还未交班，只有刘新建和一名护士值班，两人立即为患者进行气管插管并给予多次电除颤、药物治疗及不间断的心脏按压。40 分钟后，患者仍然没有一丁点心脏复苏的迹象。按照医学常规，持续半小时心肺复

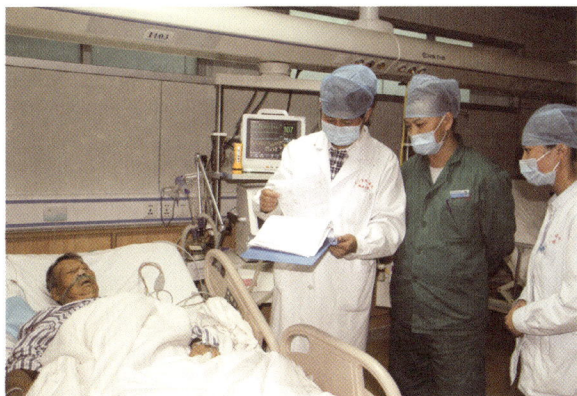
刘新建主任医师（右三）正在查房

苏不成功的患者可以宣布临床死亡。但刘新建不愿放弃，他坚持继续抢救。70 分钟后，监护仪终于显示患者出现了缓慢的心跳，并逐渐加快、稳定。很快，患者的意识恢复了，对亲人的呼唤也有了回应。

确定患者的情况稳定后，刘新建欲提笔写医嘱时，才发现由于长时间的心脏按压，手臂和手指都僵直了，根本无法握住笔。他说，正是因为敬畏生命、尊重生命，才珍惜每一次抢救的机会，哪怕只有不到 1% 的希望。

分秒守候，抓住病情发展的蛛丝马迹

作为一名心内科医生，刘新建经常接触老年重症患者，他们病情急、变化快。刘新建认为只有分秒守候在患者身边，才能观察到病情的细微变化，并及时调整治疗方案，"早一分钟完成治疗就会多一分成功的希望，就会早一点减轻患者的痛苦"。

2013 年 4 月中旬，一名家住翔安马巷的九旬老太太因发热、咳嗽到小诊所看病，结果病情加重，家属急忙把她送到同民分院就诊。经检查，发现是急性左心衰竭并发肺部感染。当时，老太太呼吸急促，缺氧严重，刘新建亲自

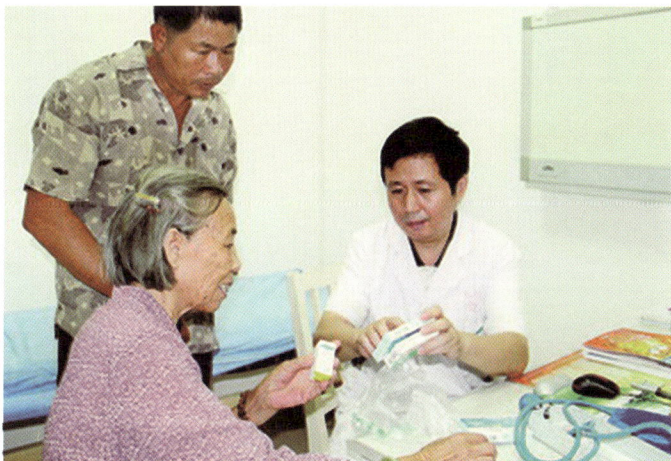
刘新建主任医师指导患者用药

守候在病房内，通过仔细观察病情变化，指导年轻医师和护士展开抢救。整个抢救持续了3个多小时，直至患者生命体征平稳。老人住院期间，刘新建还常到病房巡视，和她聊天，鼓励她安心养病。老太太病情很快好转并康复出院，家属非常感激刘新建所做的一切，在2013年4月23日《厦门日报》的"有话说"栏目上表达了他们的谢意。

顶着烈日送诊断证明，病人家属感激流泪

刘新建接触的老年患者中大多会"小病扛着、大病拖着"。于是，他定期到翔安老年大学普及医学常识，还通过电话咨询服务等方式，消除老人们的就医顾虑。有些老人因年老体弱或晕车不能长途坐车，刘新建便常常利用休息时间到老人家中送医送药。

有一名翔安区新店镇浦园村的肿瘤晚期患者，卧床在家，长期靠麻醉药品止痛。根据有关规定，该患者必须定期到医院复查，经医师诊断并出具诊断证明才可重新办理麻醉药品使用许可证。考虑到他的实际情况，刘新建在2013年三伏天的一天中午，转乘了两次公交车，又头顶着烈日步行了近一公里，才到达患者家中，根据真实情况现场开具诊断证明。患者老伴感动得流下了泪水，拿出一个红包和一桶自产的芝麻油感谢刘新建，被他婉言谢绝。

几年来，刘新建的足迹已遍布翔安区的不少村庄，他成了许多老年患者的知心朋友，甚至有老病号在街上碰到了刘新建的爱人，都拉着她的手希望能代为转达感激之情。

（黄彩虹 等）

"80后"村医坚守乡村 12 年

——记厦门市翔安区新店镇刘五店村卫生所所长彭招治医生

【人物名片】

　　　　　　彭招治，乡村医生，厦门市翔安区新店镇刘五店村卫生所所长。

　　24 小时不能关机，一接到求助电话，半夜也得出诊，月薪只有 1200 元——这样的工作，有几个"80后"能受得了？但彭招治不仅任劳任怨，还坚持做了 12 年，成了守护 3000 多位村民健康的"女汉子"。

　　彭招治今年 33 岁，翔安区新店镇刘五店村卫生所所长。"好几次想离开，但看到乡亲们对我的信任和需要，我就放弃了这个念头。"这位"80后"说。

　　彭招治是彭厝人，2000 年从同安卫校毕业后，在岛内一家医院工作。2002 年，为了照顾自己的孩子，她来到刘五店村，成了卫生所一名村医，本想一边工作一边带小孩的。但工作后她才发现现实情况跟自己原先的想法有非常大的出入，"村

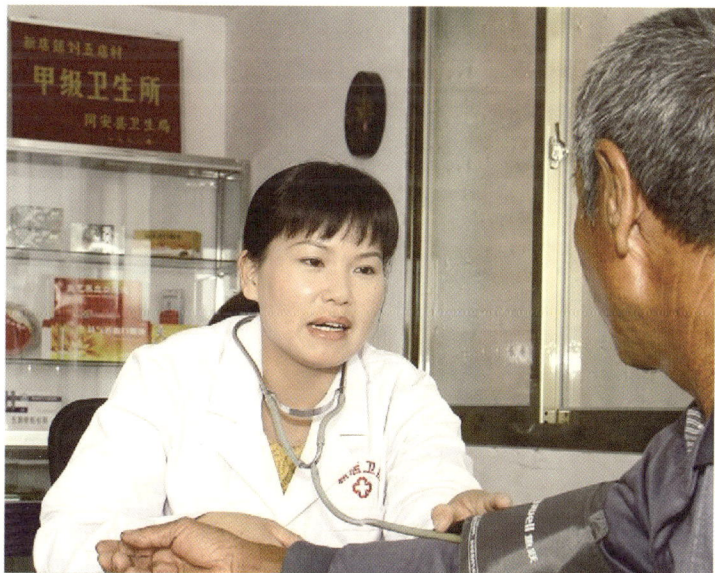
乡村医生彭招治

民生病了，都是打电话来求助。"一接到电话，不管多远，也不管什么病，彭招治都会背起药箱为病人上门服务。因为忙，她根本没空照顾孩子，儿子两岁那年的一天下午，接到一个病人的求助电话，她扔下熟睡中的儿子便走了，"回来一看，儿子不见了，门槛上留着他穿的肚兜，我以为儿子被偷走了，大哭起来……直到邻居告诉我，儿子自己去一公里多远的奶奶家，中途被村民抱回来了"。这件事后，心疼她的丈夫不放心了，主动当起了"保姆"，让彭招治有更多时间忙工作。

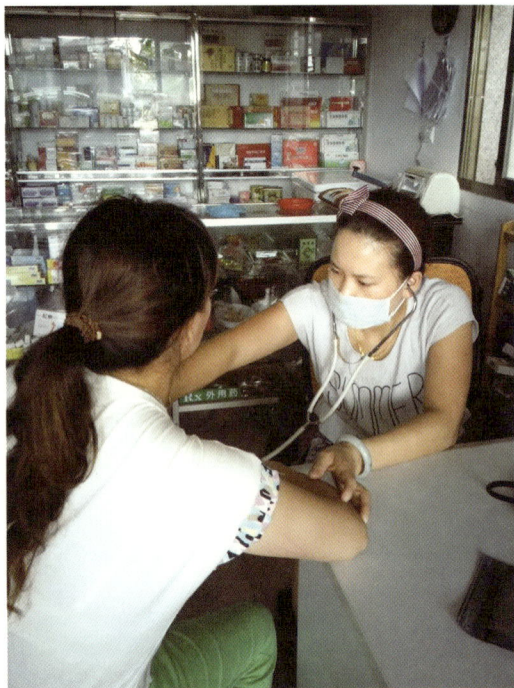

彭招治细心为村民服务深获好评

看到彭招治很辛苦，工资又低，许多亲人和朋友劝她干别的，但每次想走时，一想到那么多需要她的病人，都会被"拉"回来。"乡村医生的职责，主要有两块：产后访视；慢性病人和晚期癌症患者的治疗。有些病人，去的次数多了，对我非常信任和依赖，看完病，有时会给一些鸡蛋和青菜表示感谢。有一次，一个病人听说我想走，就说：'你走了，谁来帮我看病啊。'听到她的话，我打消了念头。"

有了扎根乡村的决心后，彭招治不仅努力工作，还利用晚上时间学习，考取了执业医师证书。目前，她最大的愿望是，到村卫生所看病也能刷医保卡，"这样，村民更愿意来看病，身体健康更有保证"。

（蒋全德／文　蔡建东／图）

将病人拦在"生病的路上"

——记厦门大学附属第一医院鹭江街道社区卫生服务中心主任郑君圣

【人物名片】

郑君圣，针灸、推拿副主任医师，中医养生专家，厦门大学附属第一医院鹭江街道社区卫生服务中心主任，国家中医药管理局中医医疗技术（刮痧专业）专家组成员、中国针灸学会砭石与刮痧专业委员会常务委员、福建

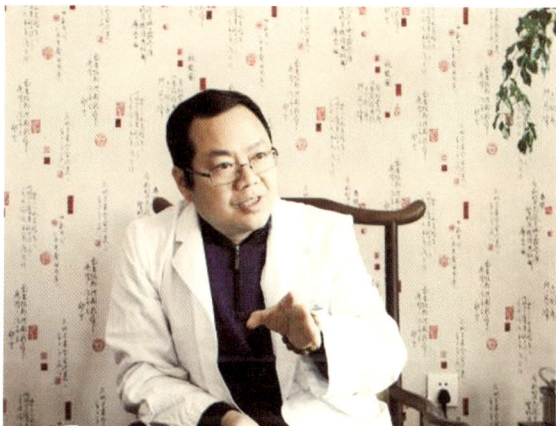

郑君圣副主任医师

省针灸学会副秘书长、福建省针灸学会砭石与刮痧医学分会主任委员，国家人力资源和社会保障部职业培训中心刮痧疗法高级培训师，福建省"保健刮痧师"、"中医刮痧师"首席培训师，在刮痧、拔罐、艾灸等中医自然疗法方面有较深的研究，擅长"亚健康状态"的调理，应用中医外治法指导中医养生，对颈、肩、腰、腿痛的中医治疗及卒中后遗症康复。

郑君圣大学毕业至今从医 24 年，他在鹭江街道社区卫生服务中心工作，说起针灸、刮痧，不少街坊邻居都会脱口而出：找郑君圣。作为一名中医，他不但思索怎么用中医传统手法治病，也在思考如何运用中医治未病之病。

从医信条：不为良相，即为名医

郑君圣生于永定农村，15 岁之前，经常伤风感冒，胃肠功能也不好，医生是郑君圣接触最多的人群之一。"高中文理分科时，父亲的态度很坚决，希望我将来当一名医生。"

带着对医生的崇敬，郑君圣进入医学院校学习。"不为良相，即为名医。"上大学期间，老师曾用这句话来鼓励班上的学生。从医 20 多年来，这也成为郑君圣的座右铭。

服务社区——让病人不吃药也能痊愈

大学毕业后，郑君圣来到厦门，"做一名合格的医生"，是他对自己最基本的要求。郑君圣用心为患者服务，赢得了患者的尊重。他每医治好一位病人，就建立起一份信任，患者随后常会"拖家带口"前来向他寻医问药。大量的临床积累，也让郑君圣快速成长。

2008 年，郑君圣遇到了杨金生老师，有机会前往北京，在中国中医科学院跟着他学针灸、刮痧等中医自然疗法。郑君圣介绍，杨金生是中国中医科学院研究员、博士生导师、"刮痧疗法"国家标准制定者、国家中医药管理局对台港澳中医药交流合作中心主任。郑君圣因为这次"充电"而茅塞顿开，决心从刮痧、拔罐、艾灸三方面发扬中医。2009 年，社区医院刚刚兴起，郑君圣主动请缨当一名社区医生，准备开拓一片新天地。"对于老百姓来说，看病难一直是一大困扰，但中医却有着'简、便、廉、验'的优点。"在传统中医疗法"砭、针、灸、药、导引按跷"中，"药"为最末选择，当初被列为治疗方法中的下策。郑君圣想，如果能不用药就帮老百姓看好病，最好不过了。

发扬中医——5 年教授 5000 人学会刮痧

针灸、刮痧、拔罐等中医非药物疗法在我国有几千年的历史。自 2010 年中国"中医针灸"申遗成功至今，在"中医"这一宝贵文化遗产中，与养生、保健方面相关的内容，更受百姓推崇。

郑君圣来到鹭江街道社区卫生服务中心后，开始为市民进行公益授课。起初，第一堂课仅有 20 人到场。然而，第一堂课讲完，郑君圣就开始"火"了，不少单位找到郑君圣，希望他为社区居民等再开讲座，后来的讲座几乎场场爆满，100 多个座位的教室往往有 200 多人听课，甚至有市民从岛外赶来岛内听课。渐渐地，郑君圣的刮痧课程走进了岛内外各区、厦门老年大学、厦门医高专以及福州、泉州等地，5 年来他授课的学员达 5000 人。

作为中医进社区的适宜技术，刮痧疗法为居民们喜闻乐见，通过郑君圣及其团队的努力，这门技术的传播也引起相关部门的高度关注。福建省针灸学会成立刮痧分会，郑君圣出任主任委员，作为社区医疗单位的负责人担任这一职务，可以说极为难得，证明了他的实力。同期，郑君圣受聘国家中医药管理局临床技术（刮痧）专家组成员，省卫生计生委干部培训中心将刮痧疗法定为基层医生必修的中医课程。

2014 年在厦举办海峡论坛期间，国家中医药管理局领导在厦门市卫生计生委领导、第一医院领导陪同下，专门到鹭江街道社区卫生服务中心考察，授予该中心"国家中医药管理局中医临床技术（刮痧）协作单位"、"刮痧疗法全国培训实践基地"两个含金量极高的称号。

在郑君圣指导下，如今，不少学生不但学会了基础的刮痧，还会利用刮痧帮家人缓解感冒、失眠、急性胃肠炎等病情，掌握了简单的防治亚健康方法。

探索方向——让病人"绕开"疾病

在"快餐文化"流行的当下，郑君圣开始思索：一名医生有怎样的职责和社会担当？他说，真正优秀的中医是在"防"，接下来才是看"未病"。当下，亚健康问题频发，七成以上成年人有亚健康问题。或许，将病人拦在"生病的路上"，让其"绕开"疾病，调理至健康状态，是中医应该重视也应该做的。

近年来，一些养生馆、洗浴中心、美容院纷纷打出"刮痧治病保健"的旗号，有的甚至公开宣称"刮痧包治百病"。对此，郑君圣医生提醒说，刮痧和针灸、推拿一样，虽然非常有效，且副作用小，但不可滥用，建议市民前往正规医院接受刮痧治疗。

（袁青青）

扎根社区最需要耐心和毅力

——记厦门市思明区中华街道社区卫生服务中心郭凌燕主治医师

【人物名片】

　　郭凌燕，思明区中华街道社区卫生服务中心主治医师。2003年毕业于福建医科大学，至今已有11年基层医务工作经验，擅长于糖尿病、冠心病、高血压等慢性病的诊疗和康复。

　　当见到郭凌燕的时候，她讲了一个扁鹊见蔡桓公的故事。她说，做社区医生，最需要的是耐心和毅力，要取得病人的理解。从医11年，郭凌燕同许多患者都亲如好友。

百次上门随访打动社区居民

　　2003年，郭凌燕从福建医科大学毕业，面临人生的十字路口，她要如何选择？"是去福州、厦门的三甲医院，还是去社区医院？心里纠结万分。"郭凌燕说，父亲建议她去社区医院，这让很多人出乎意料。郭凌燕至今仍记得父亲当时的一席话："当医生不要想着赚钱，你是有耐心和爱心的孩子，社区医院适合你。"

　　初到社区卫生服务中心，那里条件比较简陋，设施也不齐全，郭凌燕对此并不在意，她说："这些都可以克服，最大的困难是病人对你不信任。"那时，"社区医生"还是新生词汇，郭凌燕一周5次下社区到居民家里随访，经常吃闭门羹。"有人把我们当推销的，有人把我们当骗子。"不过，郭凌燕并没有放弃，她放下"架子"，开始耐心地和居民们聊天，掌握他们的病情。通过四五年间上百次随访的积累，居民们渐渐接受了她，病人开始主动找上门来，请郭凌燕给他们看病。在诊疗过程中，郭凌燕也对每一位病人的病情更加了解。现在，对于熟悉的病人，她已经可以通过基本观察，大体判断出对方的病情。

一眼看出老病人病情变化

郭凌燕是内科医生，接触的大多是患有糖尿病、高血压、冠心病等慢性病的病人。"和慢性病患者打交道是一个漫长的过程，超过 10 年病龄的人不在少数，我跟一些老病人见面的次数比和亲人还多。"有一位老人经常找郭凌燕看病，有一次，老人来了，郭凌燕一眼就看出了老人身上有问题。"你有点不对劲，把舌头伸出来看一下。"郭凌燕说。老人把舌头一伸出来，发现舌头歪了，于是，郭凌燕赶紧把他送到大医院就诊，最后诊断出老人患了中风。如果再迟一点发现，老人可能会有生命危险。

还有的病人得了甲亢，自己却不知道，以为是更年期到了，忽视治疗，等到病重了才到郭凌燕那里检查。郭凌燕一检查就发现病人心跳持续性过快，判断是甲亢。"病人很惊奇，问我为什么一查就知道她得了什么病。其实是我对这些老病人的病情和他们的个人体质都很熟悉，才能迅速作出判断。"郭凌燕说，有些病人每周都能见上一面，和她就像老朋友一样，对方病情稍有变化她就能很快发现。

当居民健康老师很有范儿

除了在日常工作中对病人细致关怀之外，郭凌燕还会在社区卫生服务中心统一安排给病人开健康讲座，当他们的健康老师。"面向居民的讲座每个月都有，一年举办二三十次，今年已经讲了 5 次。"郭凌燕说，本周就有一场讲座，题目叫《糖尿病患者如何

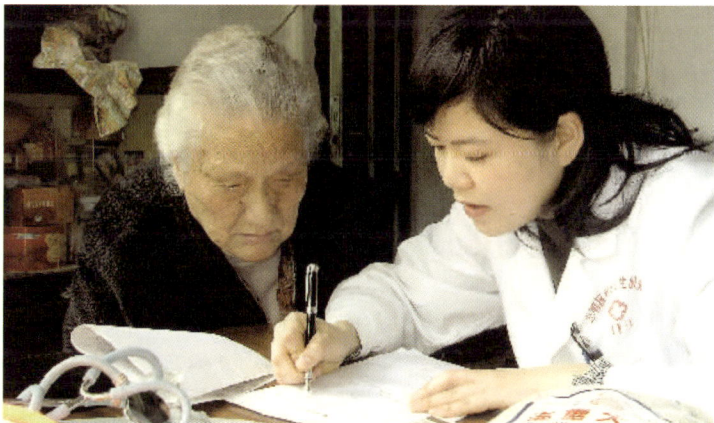

郭医生在耐心给老人看病

合理饮食》，很多居民都已经报名参加。

郭凌燕的同事涂医生说，郭凌燕不仅做医生耐心细致，当起老师来也很有范儿。"听讲座的大多是中老年人，有的反应比较慢，郭医生就会一遍遍说到大家都点头为止。"涂医生说，很多病人因此成为郭凌燕的"粉丝"，一听说有她的讲座，就会早早预定好座位。

据郭凌燕说，除了健康讲座之外，只要病人和社区签订了慢性病患者签约服务协议书，就能享受到五类免费的基本卫生服务：（1）每年1次的健康体检及健康状况评估，4次免费血糖、血压、体重检测；（2）根据每个病人病情的不同情况，为患者提供分类指导服务，每年不少于4次；（3）协助双向治疗，病人病情危重时，协助病人预约转诊；（4）增加慢性病用药品种，保障高血压、糖尿病社区用药和大医院相同；（5）延长责任医生单次处方慢性病药物用量至30天。郭凌燕表示，这些基本医疗服务让居民在社区医院看病能感受到家的温暖。

手机为病人 24 小时开机

生活中的郭凌燕也闲不住，她总是保持手机24小时开机，以便病人能随时找到她。"很怕没及时接到电话，万一病人病情危重怎么办？我会有负罪感。"但是，随着自己孩子的出生，郭凌燕也会觉得有些力不从心，"一边是病人需要照顾，一边是孩子需要关心，只能压缩自己的睡眠时间和休息时间了。""病人对我的理解，给了我很大的动力。"郭凌燕下班回家，只要路上遇到熟悉的病人，对方总会邀请她到家里坐坐。"一个住在第六市场的病人跟我开玩笑，说只要我在那摆个摊，一定会有很多人排队让我帮他们体检。"正因为居民和患者的理解与支持，让郭凌燕毅然选择坚持从事这份社区医生职业，一干就是10多年。现在，郭凌燕和住在中华街道的很多居民都如至亲好友。"如果他们出了什么事，我心里也会牵挂。如果有老人逝世，我会感觉像亲人走了一样难受。"

10多年的坚守，已经把郭凌燕和病人紧紧相连。从大学毕业刚来到社区的稚嫩青涩，到现在的稳重成熟，很多老病人看着郭凌燕不断成长，也在郭凌燕照顾下变得更健康。当问她10多年的社区医生工作经历中，什么事最让她感到骄傲，郭凌燕毫不犹豫地脱口而出："我看过的病人依然健康快乐地活着。"

（曾昊然、涂惠娟）

爱，在平凡的医务岗位中升华

——记厦门莲花医院超声科吴细华医师

【人物名片】

　　吴细华，厦门莲花医院超声科医师，从事超声影像诊断 10 余年，熟练掌握各种超声诊断技术，先后发表论文 10 余篇，其中《胎儿左侧膈疝》刊于《中华超声医学杂志》。

　　她，是一位平凡的医务工作者，是美丽鹭岛医疗系统成千上万医技人员的一分子；她，十五年如一日，心恋超声岗位，情系万千病患，辛勤地耕耘着，默默地奉献着；她，时刻把病患当亲人，在平凡的医务岗位上默默地奉献着自己。

　　她就是厦门莲花医院超声科执业医师吴细华同志，1999 年，她从医学院校医学影像诊断专业毕业后，工作敬业，任劳任怨，自 2003 年 9 月来到厦门至今已逾十载，2006 年 8 月加入厦门莲花医院至今，认同莲花医院文化，并积极投身新阶段的医学人文建设中，在医院领导的关心和同事帮助下，她从一名普通的超声医师成为科里的骨干，也成为践行医学人文的典范。

勤奋与坚持，专业的道路上不离不弃

　　吴细华同志始终坚持患者至上、病人优先和服务为主的服务理念，对工作认真负责，对业务精益求精，对病患热情周到。在平时工作中遇到疑难及特殊病例，及时请示上级医师，认真做好医疗笔记，查找医学资料，不断提高诊疗水平。吴细华同志十几年如一日，勤奋好学，努力钻研，善于总结，孜孜以求。厦门莲花医院虽然是一家民营医院，但院领导很重视员工的学习培训，多年来，她十分珍惜这种来之不易的学习和进修机会，通过刻苦钻研，业务水平有了很大的提高，特别是在腹部、心血管、浅表、妇产科等超声及心电图等方面更是积累了丰富的工作经验，使自己真正成为一名优秀的医务人员。

在提高业务水平的同时，她还十分注重公益事业。积极参加厦门市组织的为2008年汶川地震、2013年雅安地震捐款，红十字会一日捐以及医院组织其他捐款活动，热忱参与医院每年组织的免费为社区老人做健康体检以及走进乡村义诊等等。

医者就是一个讲奉献的职业

超声科工作，快节奏，高负荷，不分昼夜，十多年里，她几乎没有节假日，一心扑在医务工作中。工作15年，平均每年接触病人上万例，她都能认真细致为每位患者做超声检查，碰到需要及时治疗的，第一时间通知临床科室，使

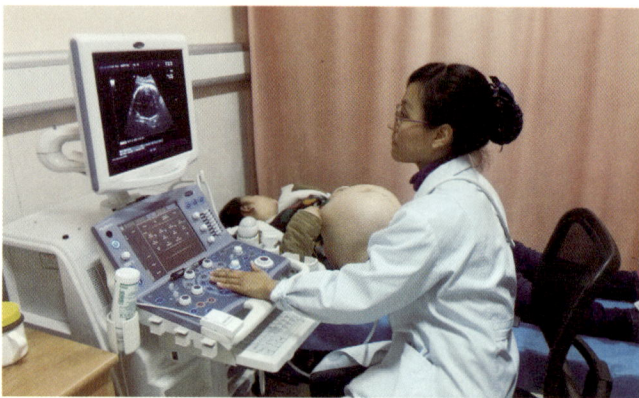

吴细华医生为患者做超声检查

患者及早得到治疗，甚至挽回宝贵的生命。多次为临床提供准确的辅助检查，有一次在为一位"90后"的年轻女患者检查时，吴细华同志发现患者宫外孕破裂出血，嘱咐患者要及时住院，并第一时间通知首诊医师，可患者一点都不急。她看在眼中，急在心里，耐心向患者说明这个病的严重性，最终使患者认识到问题的严重性，在莲花医院住院手术治疗，术中发现腹腔出血2000毫升，最终在相关科室医师的积极抢救下，恢复健康，挽回了宝贵的生命。

吴细华同志不仅对病患满腔热情，高度负责，对专业技术更是精益求精，先后发现了很多特殊病例，如胎儿先天性膈疝、胎儿颈部水囊瘤、胎儿右室双出口、胎儿腹裂、胎儿单脐动脉、脾破裂、卵巢宫外孕、房颤合并高度房室传导阻滞等。2008年在《超声医技杂志》上发表了《腮腺混合瘤超声表现一例》，2011年12月在国家级《中华超声医学杂志》上发表了《胎儿先天性膈疝超声表现》等。

自重自律，不辱"白衣天使"使命

"健康所系，生命相托"。吴细华同志深感作为一名"白衣天使"身上的重大使命，十几年来，她严格执行医德规范，从不以医谋私，从不接受病患吃请，从不向病人索取红包。"一切为了病人，为了病人的一切"，正是这种朴实而执着的追求，使她深深赢得医院领导、同事和广大患者的肯定和赞赏。2010 年度获莲花医院"先进个人"荣誉称号。

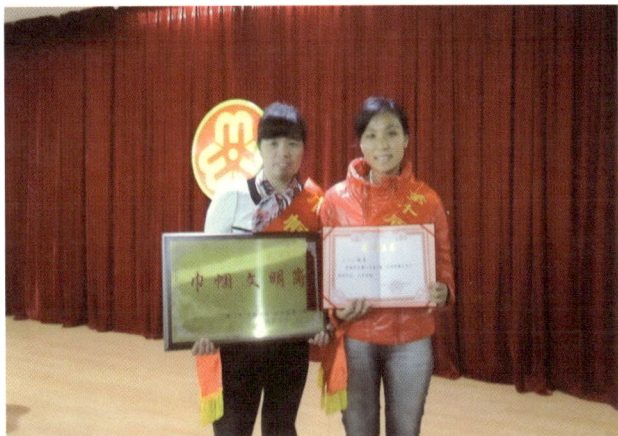

吴细华获 2014 年厦门市"优秀外来女员工"荣誉

身在何处，就在何处播撒爱

在平时的工作中，吴细华同志严格要求自己，待人真诚谦和、工作严谨细致、处事庄重正派、言行得体合理，主动承担工作任务，强化自己的奉献精神和责任意识，只要身在一个团队，她就是团队里凝聚众人的热心人。

在做好本职工作的同时，她主动协助科主任做好"传帮带"工作，协助科主任带领科里新来的员工，让他们很快融入超声科这个温暖而团结的大家庭中。在科里人员紧张时，她有时还牺牲休息继续加班加点，特别是妊娠期间在工作岗位上坚持到孩子分娩的最后一刻。因新院发展的需要，吴细华同志和另一位医师毅然选择到条件艰苦、远离市区的莲河新院区上班，两个人克服困难，坚持轮流倒班，为郊区的普通老百姓创造了良好的医疗条件。此外，她还主动与大家分享工作心得和工作经验，把所学新知识在科室宣传，使所在科室的业务水平得到了很大的提高，也获得广大患者的好评。

（谢志凯）

第八篇

天使园地

重拾人情，传递真爱

——记厦门大学附属第一医院急诊科的人文护理

当日，厦门迎来夏季的最高温度 38℃，随着酷暑到来，急性肠胃炎、恙虫病、中暑、外伤等夏季多发疾病接踵而来。急诊病房外的天气早是日头赤炎，病房内的工作也是焦头烂额。不断响起的呼叫铃，接二连三的紧急医嘱，持续送入的留观病人……一个繁忙的早晨很快在琐碎的事务中走过，当停下工作时已是临近午间 1 时。

这时，从家属休息区走来一位体态丰腴的老太太，步履蹒跚，用着一口浓浓的闽南口音说道："姑娘，稍等，稍等。"走近，原来是上个月出院的二床的老太太。老太太看上去硬朗了许多，寒暄一阵后，发现原来老太太已经来了两个小时，由于怕打扰我们一直等到我们下班才敢上前招呼，并小心翼翼地从包里拿出了出院那天借走的伞，归还于我们，匆匆道别。看着手里被折叠得整整齐齐的伞，又看看老人一拐一晃的背影，莫名一股暖流涌上心头。

这已经数不上第几次了，病人们主动返还

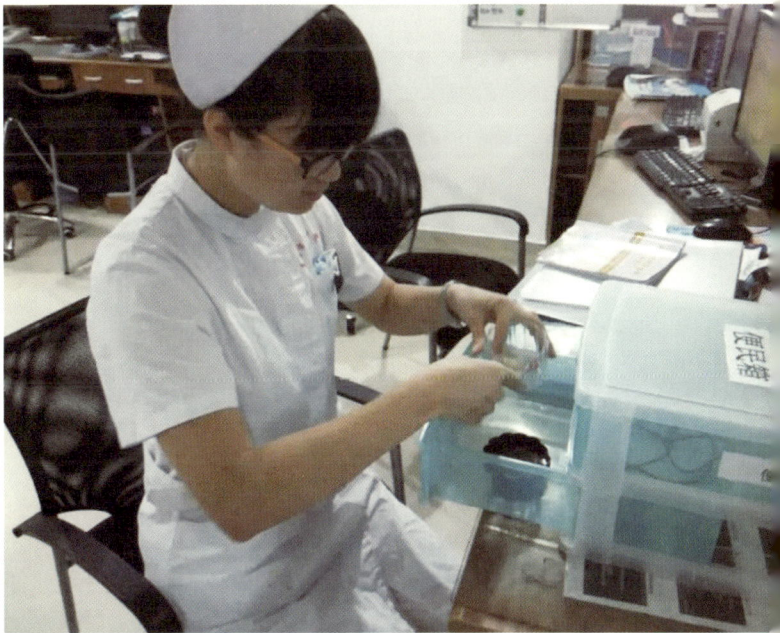

每周定时整理、补充便民箱物品

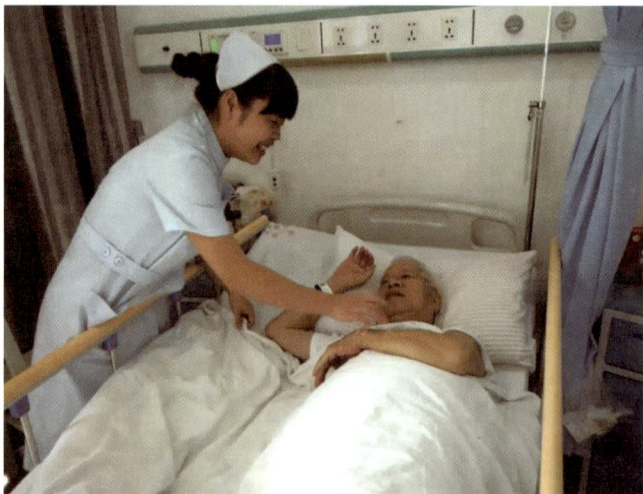

每日的"握手"查房

便民箱的东西，并紧紧握住我的手说着感谢的话语。突然想起闽南的一句俗语"一枝草，一点露"，可能这就是付出的回报吧。一开始，为响应医院"走人文关怀路线，做有人情味医者"号召而开设的便民箱服务、微笑服务等，均在坚持一段时间的试行后取得了很大的成效。患者顺利出院的欣慰，一个眼神肯定的感动，点点滴滴都是人情味，就像那把伞一样，在送出与归还之间，我们给了彼此一个沟通、交流、理解的机会，护患关系的隔阂，瞬间被一把伞填平了。

原来，护患关系的贴近，不单单是一把伞，还可以是一个关爱的眼神，一句简单的问候，一个会心的微笑，一句耐心的解释，一杯热乎乎的白开水，有时候它们比良药更治病，更暖人心。这不禁让我思考，为什么有时候简单的一杯白开水能换来患者一个真诚的微笑，而有时候各种详细完善的医疗措施、护理服务却换来患者无情的拷问，甚至是仇恨！

我想，我们都应该反省，查体的双手被冰冷的仪器取代，耐心地问诊被格式化的填空与问答取代，悉心的解释被一张张"须知单"和"同意书协议书"取代。这些"取代"是否剥夺了我们些什么？曾经的那份同情心，曾经的那份悲悯，曾经的热诚，还有患者曾经对我们的敬仰与信任。这些人情味，原来也早已被取而代之。试想，当人与人之间，除了机械，除了冷漠，没有人情，那对生命最初的敬仰也将不复存在，而身为生命的卫士的我们又将怎样守望生命，怎样践行我们最初的誓言！

纵观当今是一个科技快速发展的时代，医学也乘着科技的风帆持续向前，我们走过了那个医药匮乏的年代，各种现代医疗器械的出现，医药医技的引进，医疗人才队伍的完善，都将给患者们带来更多的福音，解决更多的病痛，但是医护与患者的关系却渐行渐远。层出不穷的医患纠纷和医疗暴力，让我们恐惧甚至绝望。有的人开始声讨体制，有的人开始质疑人性。但是，不容否认的是，科技纵使再进步也总是替代不了人情味。

所谓人情味道就是人与人之间的理解，爱与被爱的交融。不管是医务人员还是患者，都需要理解，被尊重，被爱护。找回与我们渐行渐远的人情味吧，就从理解开始。

理解本身是相互的，是诚挚的！你是否也愿意先听听自己内心的声音，再听听患者内心的声音？是的，很多时候我们的工作是烦琐的，我们的工作

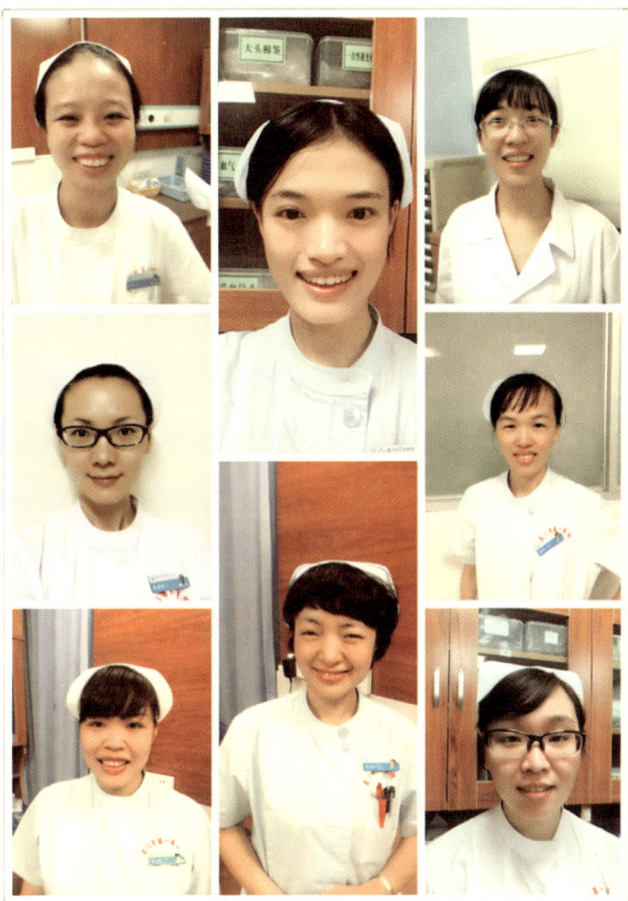

急诊病房微笑服务，今天，你微笑了吗

是刻板的，我们必须精确化做好各项程序、各类核对。面对源源不断的病人，我们也会疲惫，我们也需要被尊重，更需要被理解。所以我们有时候也会耐不住性子，有时候也会表现出我们的疲惫与不悦。试想，病人与家属何尝不是呢？他们把对求生的无助幻化成猜忌，把对生命的恐惧转换成愤怒。换位思考，在那样极端的情况下，对于自己所爱的人的生命无能为力，那种无助带来的任何情绪都是需要被同情，被理解的。

或许，我们在穿梭于病房间时应该停下匆匆的脚步，驻足聆听患者悲痛的心声，在俯首于病案时应该抬头看看那求助的眼神。相信，在驻足聆听与抬头凝望间，会激起我们内心深处的柔软。但是只有这些，似乎远远不够。

如何打破隔阂，重新建立患者对我们的信任与支持，才是理解的交汇，才能重拾医护间的人情。

工作中以我所在的急诊病房为例，我们试行"人文在行动"的一系列举措，比如"微笑服务""做一天的你""护患沟通日"等都让护患间的关系更为融洽。

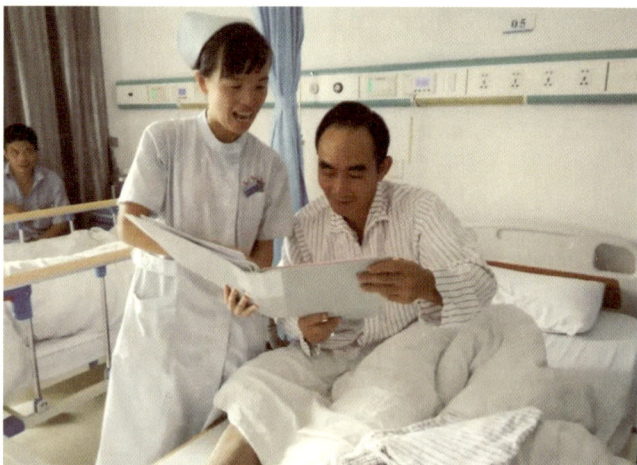

陈秋云护士在为患者做入科宣教

微笑是最为舒心的语言与问候，"微笑服务"解开我们时常紧蹙的眉头，工作似乎不再那么令人疲惫，微笑令我们拥有饱满的热情，每天当你带着微笑为患者解决各类问题时，他们也会以同样的微笑回报，这就是我体会到的微笑的力量，瞬间缓和尴尬，拉近距离。在

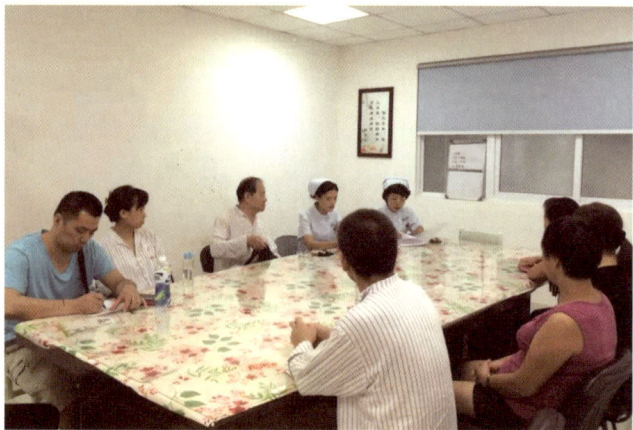

举行每周护患沟通日

"做一天的你"中，每位同事都用文字记录下若为患者的心情，同时，我们也为患者介绍了我们一天的工作，相信因为懂得所以慈悲，自从这个活动开展后，患者们不再总是催促，点滴结束愿意等一等，或许只是一个加药的时间，也很令人感动。而我们呢，那些文字似乎烙印在心里，警醒我们宽容，大爱。

生命是一场战役，需要我们挺身奋战，生命更是一块园地，需要我们共同守望。为和谐，为生命，你是否跟我一样愿意伸出双手，重拾人情，传递真爱。

（苏婷婷）

用爱温暖每一个患者

——记厦门大学附属第一医院同民分院护理团队

同民分院护理部深入开展优质护理和人文关爱活动，外树形象，内强素质，狠抓护理人员的综合素质培训，提升护理队伍的整体素质，保障医疗安全，用实际行动践行着"做一个有人情味的医者"的理念，受到周边群众的一致好评。

小心再小心，累坏了护士，感动了患者

2013 年 11 月的一天，20 多岁的小张在回家途中不幸遭遇车祸，致严重多发性骨折、损伤，生命垂危，被送往同民分院抢救。在昏迷的 10 多天中，日夜守护在她身边的是同民分院 ICU 的医护人员。小张头部、骨盆、胸部及四肢多发骨折，身上管道多，情况十分特殊、复杂，给她护理成了一个大难题。护理中的一个疏忽，都可能对她的生命安全造成威胁。为了让她既安全又舒适，ICU 的护士们制订了详细的护理计划，不怕苦、不怕累，干起了这个"重活"。给她翻身拍背、擦澡更衣、处理大便等，都要小心翼翼地，3 个以上护士才能完成，人少了，就会有纰漏。因此，即使是在寒冷的冬天，护士们做完这些事，也能出一身汗，护士说，"为了她的安全、舒适，再苦再累也值得。"

小张苏醒了，经常疼痛难忍，ICU 护士们便给她讲励志故事、放轻柔音乐、加强按摩，给她打气加油，帮她树立信心。20 多天后，小张病情好转。嗣后，ICU 收到小张家属送来的一盒糖果和一面锦旗，锦旗上写着："廉洁行医　优质服务"。同民分院的护理团队在平凡的岗位上，用爱谱写了一段段温暖人心的医患之情。

一天收到 7 封感谢信——陈琳琳刷新医院纪录

锦旗、感谢信，这是患者或家属对护士们爱的一种回报。同民分院的护士收到感谢信是常有的事，而一天之内 7 封感谢信表扬同一名护士，则刷新了医院的纪录。内科一区"90 后"护士陈琳琳，对待病人轻声细语、无微不至，已是孕晚期仍经常在下班后加班加点，给病人提供帮助。2014 年 3 月 29 日该科 7 位患者出院后同时给她寄来了 7 封感谢信。

不管在同民分院的哪个科室，都有这样为人津津乐道的好护士。产科护士林玉待人细心、贴心，主动为住院产妇排忧解难，听到宝宝哭声后及时协助产妇哺乳、更换尿布等。产妇送来锦旗，称赞她为"最美白衣天使"。

耐心细心关怀，爱催生了浓浓的人情味

像这样感人的故事，在同民分院还有许多：骨科一区护士长柳乌桃，言传身教，真诚对待毒瘾发作的患者，耐心倾听患者长达 2 个小时的诉说，她的关怀和鼓励，抚平了患者因毒瘾而发的各种烦躁、谩骂、不配合。神经内科护士陈丽圆，热心奉献，两个多月如一日，为家境贫寒的苟先生送早餐、打开水，即使自己的公公住院，也从未间断，直至患者出院。今年 5 月 4 日，苟先生托人带来宁夏老家的土特产——枸杞送给她，以表感激。

一个个发生在同民分院护理团队中的感人故事，使病房里弥漫着浓浓的人情味。这是医院护理服务品质提升的最好见证。

创新护理服务，获业界及患者好评

同民分院的护理团队在专业技能上和服务方式上十分注重创新，骨科一区护士长柳乌桃认真摸索，针对骨科病人的专科特点，创立了床边"功能锻炼指导示范流程"，得到了同行及患者的好评。此外，骨科一区还开展上门回访服务，由护士和医生组队到出院病人家里进行访视，现场指导患者出院后的功能锻炼等康复工作。此举获得了翔安一带群众的好评，许多病人及家属逢人便夸，"骨一科的医生、护士真的很好……"

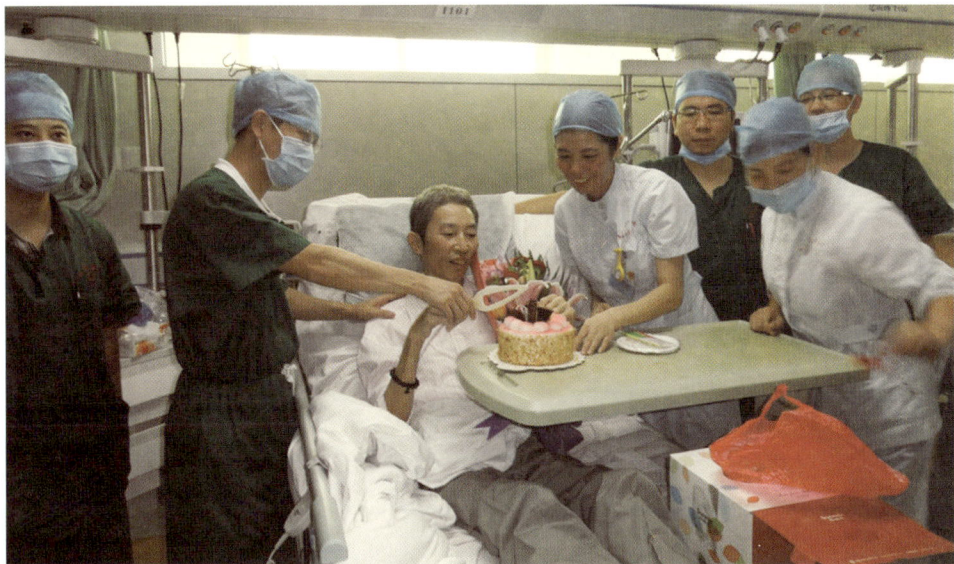

ICU病房里，患者康复了，医护人员特别给患者庆祝重生

同民分院急诊科的护士和医生则组队成立"天使在行动"护理志愿者服务队，利用休息时间多次前往内厝莲塘"老人之家"开展志愿帮扶、义诊等系列活动，并定期深入长期卧床的老人家中，开展健康随访，协助和指导叩击排痰、肢体被动运动和局部按摩等。

强化各种训练，全面提升护士的素质

人才建设是一支优秀护理团队的根本。同民分院十分重视人才培养，积极开展护理三基理论及技能竞赛，通过选派护士长到上级医院培训，提高护士的专业技能水平。例如，组织新上岗护士开展"百例静脉成功穿刺"活动，定期组织技能操作训练考核，每月指定一个科室拍摄一项常见护理技能操作的视频进行示教，提高护理操作技能水平，此举为厦门首创。

同民分院护理团队努力提升护士的全面素质，积极开展护士礼仪、仪表、语言等培训，塑造礼貌、优雅、大方的护士新形象。2014年还选派了2名护士到北京武警总院参加礼仪培训。护理部主任陈秋芬说："今后将继续强化护士的各种培训，进一步提升护理团队的整体水平，以对得起患者及其家属的信任。"

（黄彩虹、刘蓉）

细节服务更贴心　人文关怀一家亲

——记厦门大学附属厦门眼科中心眼外伤病区的护患真情

　　受医学人文大爱精神的感召，厦门眼科中心眼外伤病区以"守护光明，守护爱"为服务理念，将善解、包容、知足、感恩融入护理工作中，让每一位护理人员用心做好每件事，用爱温暖每一个心灵，让人文关怀融入每个工作的环节。

　　有一天查房，平时开朗健谈的王先生突然郁郁寡欢，沉默不语，病情也无特殊变化，大家正分析说，可能住院久了，想家了，细心的责任护士突然发现今天是他的生日，于是，一场别开生面的庆生活动悄悄进行着。我们把生日蛋糕端进病人的病房时，病人有说不出的惊喜和感动。鲜嫩诱人的水果点缀着精美的蛋糕，旁边"生日快乐"四个字闪烁着快乐的光泽，王先生高兴地不停作揖感谢："谢谢，谢谢，太感谢你们啦！"当护士长把象征 40 岁生日蜡烛插上并点燃，淡红的火焰升起，隔壁的小朋友就带头唱起了生日快乐歌，男儿有泪不轻弹，只是未到感动处，愉悦的歌声，温馨的场面，王先生含着泪水，在我们的祝福声中，许下简单而美好的愿望——"早日康复"！

　　吃着蛋糕，王先生很开心，不仅嘴里甜蜜，更多的是心里的满足。王先生很感激医护人员的关

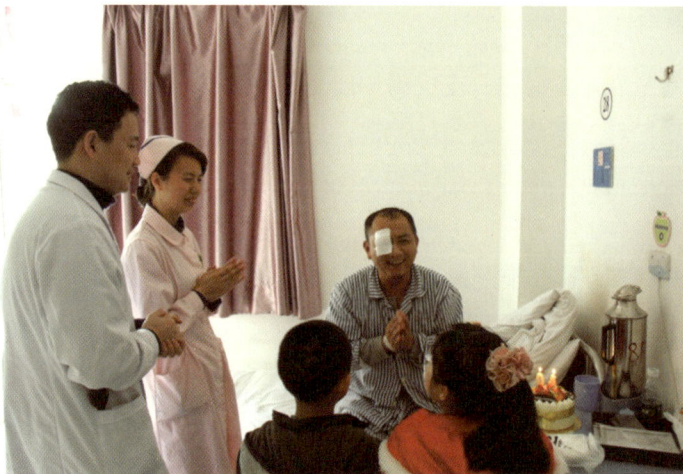

庆生活动让王先生高兴得不停作揖

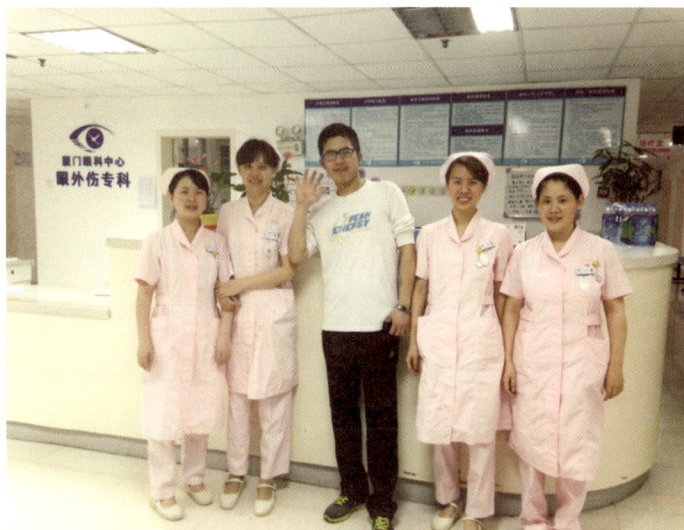

林先生开心地邀请我们和他合影

心，第一次遇到在医院有医护人员为他过生日，当初慕名而来是绝对正确的。王先生说，医护人员每天准时给他换药滴眼药水，工作很细致，每次都嘘寒问暖，专业的技术水平、严谨的工作态度、热情的服务让他很感动。

还记得在上个月有个姓林的患者，至今让我历历在目！ 他是个 26 岁的年轻小伙子，当时以"左眼球挫伤"入院，刚入院时可能因眼睛受伤，视力无光感，无法适应终日生活在黑暗中，他的脾气变得越来越焦躁，只要一不如愿，他就对最关心、最爱他的妈妈大发雷霆，甚至说出很让人生气之类的话语，对我们的态度也比较冷淡。而我们每日查房，总是热情向他问好，主动询问是否需要帮忙，渐渐地，他对我们的态度有了变化，会和我们互动，主动和我们打招呼。

那天是他做手术的日子，就在我们中午准备交班时，手术室把他送回了病房。当时因为术后伤口的疼痛，以及患者对疼痛比较敏感，吃了止痛药也没有效果，在痛苦挣扎着，我们心里无比焦急，虽然下班了，但全体护士都留下来，有的握住他的手，给他鼓励，有的用手机播放让他放松的音乐，有的联系麻醉医生给予镇痛泵镇痛……直到打上镇痛泵，患者的情绪稳定下来后，我们才安心下班。

第二天，我们查房来到了他的身旁，当他摘下纱布重见光明时，他紧紧地握着我们的手，流下了感激的泪水！ 这时他特像一个小孩子，一边在那有点害羞地说昨天让我们笑话了，一边又感激地说感谢我们对他的关爱，才能让他坚持下来。这让我们感到无比欣慰，无比自豪，无比快乐！

前几天，他特地来病区看我们，开心地邀请我们和他合影，并且说，会好好珍藏这张照片，他说：和我们在一起的日子，特别有纪念意义，即使有一天，他又看不见了，他也会记住这短暂的快乐时光。听到这，我的心不由为之一振，因为，我没想到，他只是我们平时护理中再平常不过的一位患者，可他在我们的感化下，竟然学会了知足与感恩。

我所负责的病人中有一位阿伯，人很和善。我按照平时的习惯记下阿伯的姓名，以防

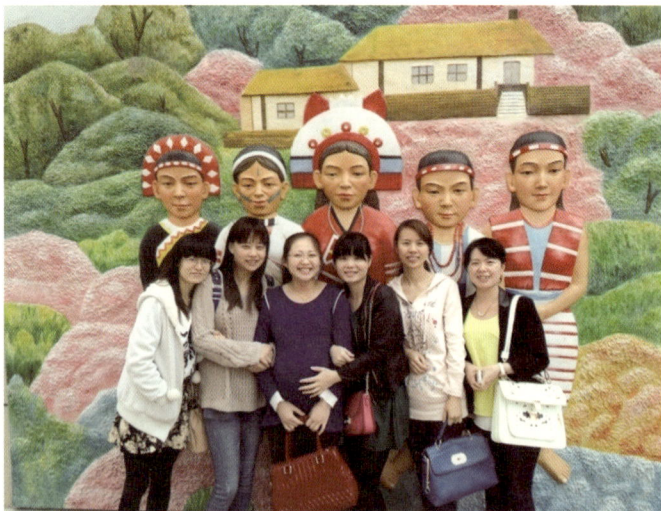

用我们的爱心换取患者的舒心

把病人的信息弄混。这件事在闲聊时被阿伯知道了。

有一次值夜班，已经忙到深夜了，当时很累。这时阿伯手里拿了一个苹果走过来，递给我说："小姑娘，值夜班这么累，吃个苹果吧。"又说："你是这里唯一记下我姓名的人。"当时我很感动。没想到我一个小习惯，换来了病人的"回报"。

在眼科医院，滴眼药水是护士工作不可缺少的环节。

有一次一个病人离开医院之前，和别人夸奖我这个人很好，每一次滴眼药水的时候都会动作很轻，不会把眼睛弄痛。平时一个把动作放轻的行为，换来别人的称赞和肯定，我觉得这一切都是值得的。

人有旦夕祸福，眼外伤患者的遭遇是不幸的，但我们会秉承冰心老人的教诲：爱在左，同情在右，走在生命的两旁，随时撒种，随时开花，将这一径长途，点缀得花香弥漫，使穿枝拂叶的行人，踏着荆棘，不觉得痛苦，有泪可落，却不是悲凉……我们会用我们的爱心、耐心、细心、责任心，换取患者的舒心、放心、安心、爱心，并把这份爱传递出去，让护患关系更和谐。

（陈秋莲）

感恩奉献 做团队的"妈妈"

——记厦门莲花医院妇产科护士长冷娟

【人物名片】

　　冷娟，厦门莲花医院护士长，2009 年荣获医院先进个人，2011 年荣获优秀护士等荣誉称号。

感恩奉献，视患如亲

　　冷娟不论在哪个科室，从事哪项护理工作，总是冲锋陷阵，敢为人先，将减轻患者的痛苦、帮助患者做到最好的恢复当成应尽的职责。在每一个大手术病人的护理和技术操作中，总能看到她的身影，她积极做好传帮带工作，带动护理队伍整体力量不断提升。她以做好和谐护患关系、提高护理能力为中心开展护士长工作，经常利用下班时间走访，了解产妇恢复情况及新生儿的生长情况，并给予专业的指导。为每个产妇留下电话号码，24 小时为她们开通。当她知道一些曾经在她科室的产妇生病，常带礼物去看望。有一个小宝宝，出生后发现肠瘘，转外院住院进行手术，她一直与家属保持联系，了解宝宝的情况，得知宝宝在下午进行手术后，她第二天上午利用休息时间立即去妇幼保健院看望宝宝，并为宝宝带夫衣服和包被等礼品，产妇及家属非常感动，工作中日积月累的这些细节，让她赢得了很多患者的交口称赞。让人记忆犹新的是，一位年轻的产妇产下婴儿，产妇返回病房后突然出现大出血症状，随时有生命危险，她当机立断启动科室大抢救应急预案，即刻申请院内大会诊工作，在医护人员的积极参与下，一系列紧急抢救措施及时到位，她一边参加抢救工作，一边耐心地向焦急的家属解释病情的变化，对产妇进行安慰。在紧张的抢救中，产妇的面色由苍白转为红润，而她却像散了架一样，倚在墙上，满头大汗……当家属对身边的护士长表示感谢的时候，护士长谦虚地笑着说，这是分内的事情，没什么值得夸奖的。这就是医者仁心！平凡中见大爱，她相信，每一个莲花医院的医护人员都有这样宽广的心胸！家长却把医生、护士的付出看在眼里，记在心上，当产妇母子平安时，总想送个红包表达谢意。但是"全心全意为患者服务"是她带领下的工作人员的服务宗旨，她们时刻践行这一宗旨，凡遇此类情况，一律婉拒。

在她带领下，团队中有一条不成文的规定：所有的护士无论是上班还是下班时间，都保持 24 小时开机，能随时接受医院调遣为急性患者或者急症患者服务。这条规定已经深入每位护士的心中，她们知道：患者的健康最重要，若抢救不及时就会让母子的生命与健康悬于一线之间，病情就是命令，宁可舍弃自己的休息时间，也要奔赴护理一线，因为这里就是战场！这一规定，尽管多数患者不知道，但冷娟和她的团队认为，她们的默默坚持，必然能为科室团队增加一分力量，为患者健康提供更多保障！

从事护理工作 6 年来，她靠着一丝不苟的工作作风、精湛的技术水平、严肃认真的科学态度和对病患无私的关爱，赢得了同事和患者的好评。心怀感恩，她经常挂在嘴边的话："我们要感恩每一个患者，是她们的信任给了我们工作的机会、提高护理技术的机会，所以我们必须善待她们。"护士从事的工作，是一种不起眼的工作，在这平凡工作中，藏着一种美丽，我们的护士长冷娟就用自己的行动，诠释了这种美丽——责任！

身先垂范，做团队的"妈妈"

产后病房护理工作是一件集脏、乱、累、吵于一体的工作，是最令护士们头疼的一个岗位，当她接任产后病房护理工作后，她没有新官上任三把火，而是任劳任怨，以身作则，将脏活、累活承担下来，用自己的行动感动了病房的所有护士，使她们都自觉地积极投入产后病房护理工作。她根据实际情况，合理安排了值班、护理工作计划，并根据每一个护士的自身情况，安排了学习、培训计划，将每一个护士当做自己的家庭成员一样，为她们规划未来的职业生涯，使整个产后病房团结、和谐，齐心协力推进护理工作的进行。对待科室姐妹，她总是那样热情，为了促进科室护士在学习中成长，同时增强科室人员的凝聚力，她不仅为大家购买了护理操作及护理业务查房的专业书籍供大家学习，还为大家订购了护理专业丛书，教会大家在工作中扬长避短，发挥自身优势，提高工作效率。对于工作中的原则问题，她一丝不苟，毫不留情，要求做好工作的全部。平时她和大家欢声笑语，提醒大家注意休息和调整心情，处处关心身边的同事，谁家里有难事或有什么问题都愿意跟她聊聊，她会像姐姐一样帮你拿主意，开导你。年轻的护士孩子小，常常需要请假、换班，她总是尽力给予照顾，常常主动替班或合理安排，每当同事生病或住院时，她在第一时间送去亲人般的关心。还记得我们科一位护士的母亲生病住院，确诊为肝癌晚期，她知道后立即给这位护士调班，让她休息，并悄悄塞给她 500 元，说请别

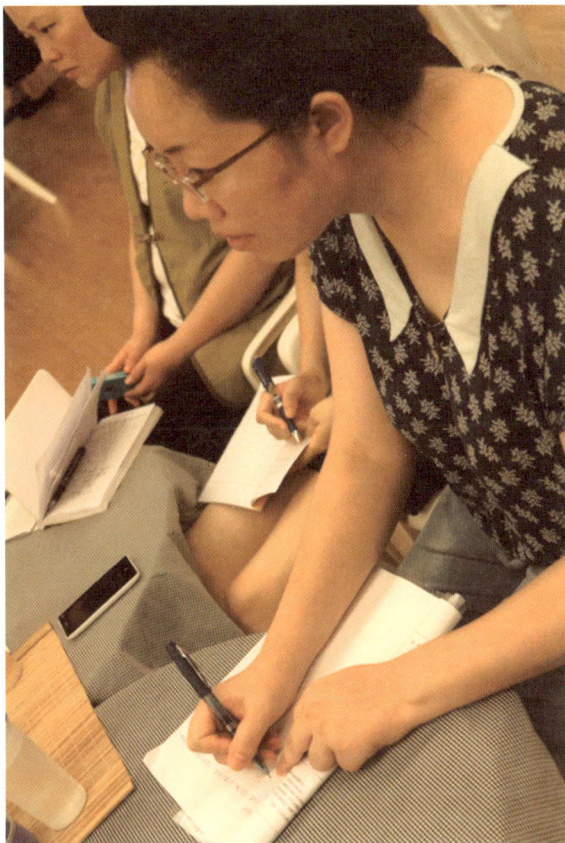
冷娟于产假中坚持参加医学人文培训

拒绝，这是给你妈妈的，代我给你妈妈买些好吃的，不管发生什么我们永远是你依靠的臂膀……

扎实基本功是爱患者、尊重患者的前提

　　冷娟对本职工作极尽其责，对技术精益求精，她认为护理人员拥有扎实的基本功、做好本职工作是爱患者、尊重患者的前提。除了对自身技术进行不断提升外，还重视对全病房护士的技术操作训练，带领团队在专业技能上不断进步。护理操作比赛、技术操作比赛、演讲比赛等，赛场上都会有她的身影，如参加医院演讲比赛获得第二名的好成绩，参加厦门卫生系统举办的护理操作比赛成绩优秀。

她凭借对护理工作的热爱和精湛的技术，赢得了事业上的佳绩，成为被科室团队拥护的管理者与师长。2008年被选派进入厦门大学附属中山医院进修急诊抢救护理，在医院晋等升级中表现突出，被评为先进个人。2011年被评为医院优秀护士，2012年12月任产后病房护士长，挑起了莲花医院重点科室妇产科产后病区的护理管理及带教重担。

将人文渗透于管理之中

冷娟同志参加工作短短6年，就被大家推选为产后病房护士长，成为医院最年轻的护士长之一，在管理上，她提出责任护士应每天坚持与主管医生查房一次，加强了医护人员和病人的沟通，进一步提高了治疗和护理质量。作

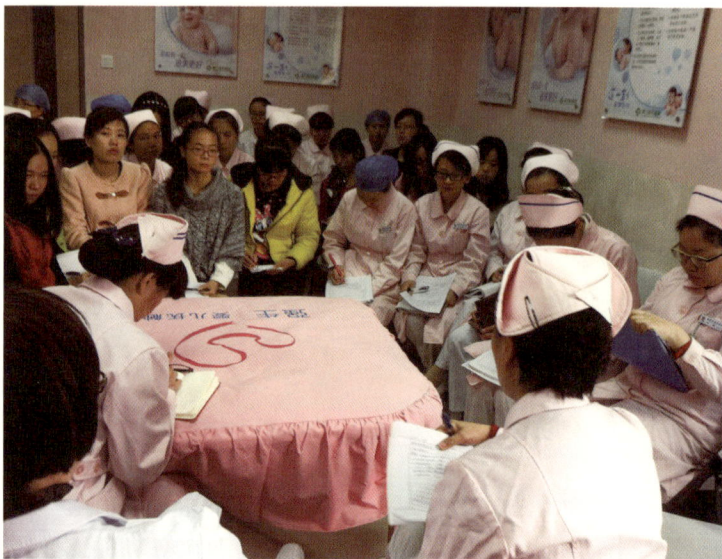

定期开展护理安全研讨

为科室护理团队领导，她以身作则，坚持每天五次巡视病房，不辞劳苦，将护理工作安排得井井有条，在值班安排上，她做到了注重人力搭配，弹性排班，灵活科学地运用现有人力，保证了护理工作的顺利进行，处处体现了以"病人为中心"的人文理念，使病房护士们有质有量地做好护理工作，促进了产后病房整体工作的有效推进，使产妇获得了更好的服务。

（张洁）

第九篇

人文动态

厦门市妇幼保健院
在福建省医院满意度调查中获佳绩

8月22日，2014年上半年全省二级以上医院满意度问卷调查结果出炉。厦门市妇幼保健院以84.84分在全省203所二级以上医院中排名第16位，在全省62所三级医院中排名第11位，在厦门11所参评医院中排名第2位，在全省妇幼保健机构中位居首位。

此次满意度调查是福建省卫生计生委委托第三方调查评价机构，采取电话回访的方式，对全省203所二级以上医院开展的全方位调查。为保证

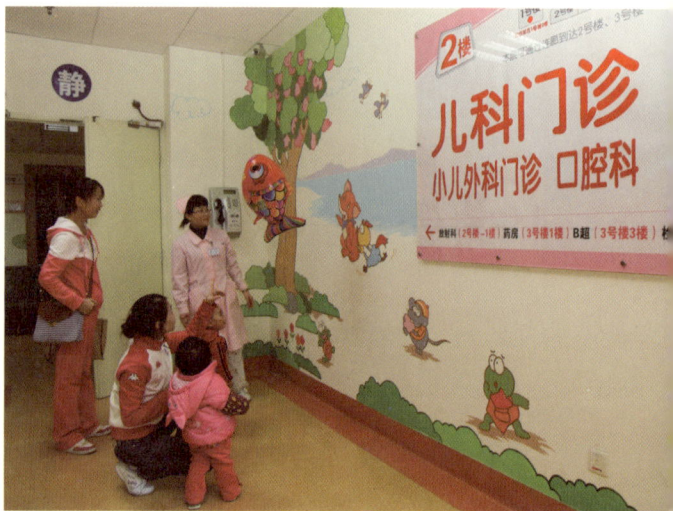

温馨的就诊环境，儿童就医不再恐惧（陈海峰 摄）

调查的公正、客观、真实，此次调查问卷样本均是从福建省居民健康信息系统中随机抽取的各医院2014年1—4月的出院病人。

本次调查中，厦门市被列入调查对象的医院共有11家，其中三级医院9家、二级医院2家。全市总体满意度为78.6分，略高于全省总体满意度78分。

本次问卷调查内容涵盖了服务态度、服务流程、服务质量、服务环境、治理收受红包回扣措施五项内容。市妇幼保健院各项的得分从高到低依次为治理收受红包回扣措施90.11分、服务态度85.60分、服务环境85分、服务质量82.40分、服务流程81.11分。

（林媛、郑峰强等）

"四心"服务提升患者满意度

——厦门市仙岳医院 2014 年满意度全省排名第二、专科医院名列第一

8月22日，福建省卫生计生委下发了《关于2014年上半年全省二级以上医院满意度问卷调查情况的通报》，在全省200余家二级、三级医院中，厦门市仙岳医院以总体满意度87.5的得分，排名第二，在全省专科医院中名列第一，这是厦门市专科医院在此类调查中取得的最好成绩。

作为闽南地区唯一一所三级甲等精神专科医院和闽西南规模最大的精神卫生中心，仙岳医院现有职工680余人，编制床位850张，实际开放病床近千张。医院秉承"质量强院、科教兴院、服务立院"的宗旨，牢固树立"以病人为中心"的服务理念，不断完善就医环境，优化就医流程，并通过开展医学人文建

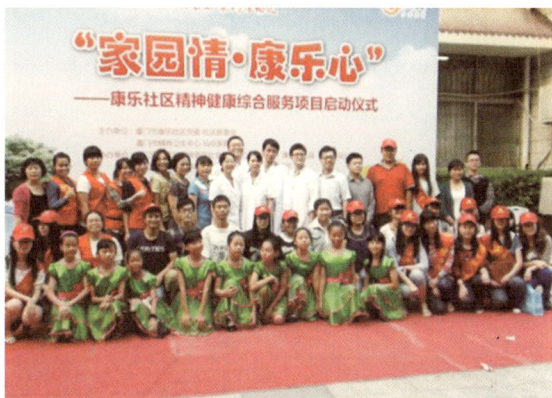

启动社区精神健康综合服务项目

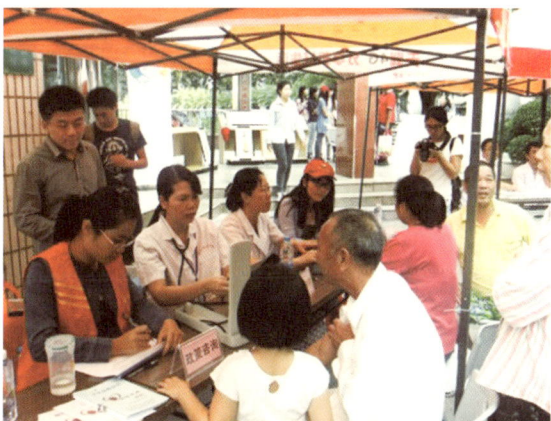

进社区开展义诊咨询宣传活动

设，夯实医疗质量、推进管理创新和服务创新，得到了行业和市民的广泛认可。

舒心——人性化就医环境

在市委市政府和市卫生计生委的高度重视下，2011 年仙岳医院扩建工程项目建设顺利竣工，新增病床 458 张，为就诊病人提供了一个温馨、舒适、优美的就医环境。医院还先后投入大量资金，从细微处着手，对院内的道路、绿化、残疾人无障碍设施、室外康复活动场等配套设施进行全面改造和完善，全力打造园林式医院。

医院急诊大楼和住院病区分布错落有致，医院在门急诊大厅醒目处设置了就诊指南、医院楼层指向牌和建筑平面图，门急诊、医技部门、住院病区等均设有明显的标识和路径指示，患者走进医院就能一目了然，还设有咨询服务台，随时为群众提供咨询服务。

各楼层的候诊区，均设有饮水机、候诊椅，门诊区还配有轮椅，方便行动不便的患者。为满足不同患者的就诊需求，医院还设立了带有套间的诊室，套间内有独立的候诊区，能更好地保护患者隐私，诊室外的电子显示屏，则向患者提供当日门诊医生的出诊信息。医院还率先在同类医院中引入了电子排队叫号系统，清楚标明患者的就诊诊室、候诊人数等，让患者对就诊次序心中有数。

为了营造更舒心安全的住院环境，仙岳医院住院病房配备了安全舒适的病床、干净防滑的卫生间、便捷的卫生洗浴设施等，病房墙上的静思语、温馨提示、精美立体贴画、爱心便民服务箱加上医务人员脸上的微笑，都让患者倍感温馨，医患之间的距离一下子缩短了。

贴心——优化就医流程

为改善群众就医体验，提供更人性化的服务，仙岳医院在医疗服务流程的设计上以方便就诊患者为立足点，不断优化相关流程，做到让患者"少跑路、看成病、办成事"。

在门诊的安排上，仙岳医院采取分科、分层、分片候诊和治疗，精神科门诊、心理科门诊、体检医技、综合科门诊，分布在不同楼层和区域。在各层诊区均设置收费结算窗口，方便患者就近缴费，避免了楼上楼下奔波的烦恼；同时，医院还根据就诊患者的数量，采取弹性工作制，在高峰时增设收费窗口、增配收费人员，有序地分流病人，减少缴费的排队时间，即使在就诊高峰期排队时间也不超过 10 分钟。

在出入院服务上，医院也最大限度地方便群众：对危急的重性精神病患者医院实行首诊负责制，优先处理收治，及时办理住

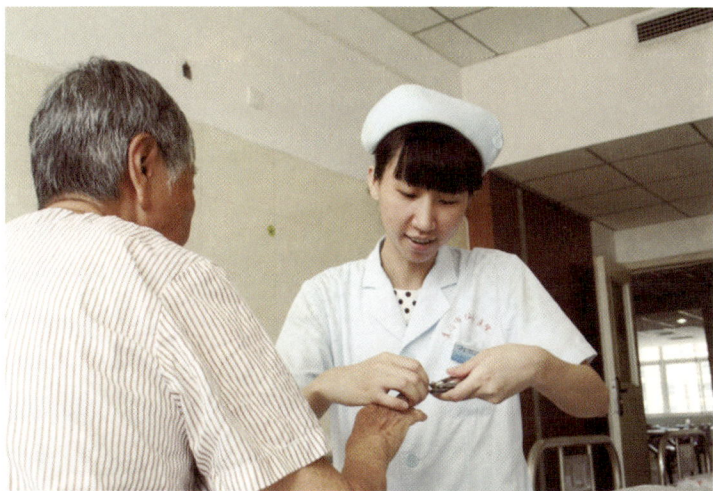

帮患者洗澡、洗头、剪指（趾）甲是护理人员的必修课

院手续；在住院收费窗口配置多位收费人员，患者办理出入院手续基本上不用排队，若有节假日期间需要办理出院手续的患者，医院也会第一时间为其提供出院结算服务。

安心——出院电话回访

患者满意与否，是检验医院工作的重要标准，仙岳医院历来重视患者的就医体验，为此医院专门设立了客户服务中心，为患者提供就诊咨询、门诊预约、现场投诉处理和特需便民等服务。客户服务工作人员还在导诊台设立了便民箱，里面放些群众常用的老花镜、胶水、双面胶、便笺纸等物，考虑到有些患者看病时有缺少零钱或钱带不够的情况，客服中心工作人员还自发地备了一些零钱，帮患者解决燃眉之急。 次，一位老奶奶因少带了 20 块钱，而无法完成结算拿不到药，急得满头大汗，客服中心工作人员了解情况后，自掏腰包为老奶奶补齐了余额，老奶奶感动得直拉着工作人员的手表示感谢。客服中心的系列便民措施，得到了患者的好评，用患者的话说就是——"有了客户服务中心，来医院看病就像有了帮手一样，真的方便了许多"。

为更好地处理患者在就医过程中遇到的问题，医院建立了"首问负责制"和"首诉负责制"，并由客服中心专人负责处理患者投诉，能够当场协调处理的，工

作人员都尽量当场处理。若无法当场协调解决，客服中心也会在受理后将问题转给相关科室，尽快将问题处理完毕并反馈给投诉人。工作人员总是秉着"以患者为中心"的态度，耐心倾听患者的倾诉，有时，遇到患者因自身焦虑，对药物性质不理解或者听信传言，对医生治疗方案产生怀疑而投诉的，工作人员总是耐着性子向患者解释，并带着患者到

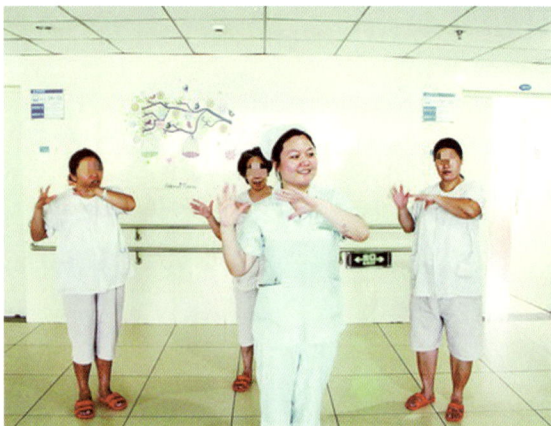

医护人员带患者唱歌、跳舞、做健身活动

相关科室求证，让患者放心，有时一个投诉处理下来，往往需要半天时间，工作人员连一口水也顾不上喝，但他们从无怨言，总是尽量给予患者满意的答复。

为更好地了解出院患者的恢复情况，仙岳医院还建立了电话回访制度，每月都会对上个月所有出院病人进行筛查，整理出既往未建档的出院患者，建立档案，并进行电话回访，了解患者出院后的情况，包括服药依从性、出院后的心理状态、病情恢复、饮食、睡眠、是否出现药物副反应等情况，并给予用药、心理及生活、就业等多方面的指导。另外，医院每年都会设计满意度问卷，广泛征求就诊群众对医院管理和服务的意见和建议，不断改进医疗服务质量。

暖心——主动上门服务

为使精神卫生服务关口前移，为更多患者提供精神卫生治疗服务，从2005年8月起，仙岳医院开始建立精神卫生三级防治网络，陆续在岛外各区选取5家卫生服务机构建立社区精神卫生防治点，定期抽调医生下乡，协助基层医生对精神障碍患者做诊断复核，医务人员每周定时带上精神专科药品到防治点开诊，此举大大方便了当地患者的就医和取药。

为积极响应市卫生计生委的号召，大力开展"做有人情味的医者，促进两个满意"的活动，仙岳医院在前期摸底调查的基础上，于2013年10月启动了"倾力为患者办实事，解患者家庭燃眉之急"活动，与残联及当地社区卫生服务中心

等配合，深入同安偏远地区上门为患者服务，包括精神诊断复核、应急处置、健康宣教、残疾证等级鉴定、精神卫生知识宣传及后续跟踪随访等。今年，仙岳医院又联手各区残联、疾病预防控制中心，开展"精神卫生服

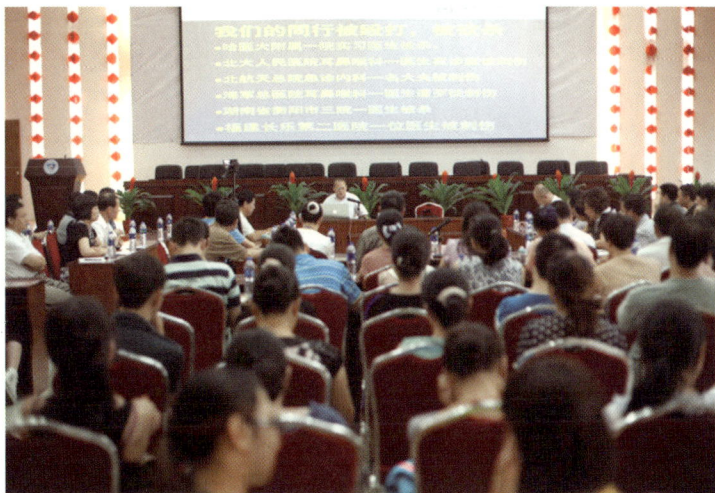

举办"做有人情味的医者"专题讲座

务进社区"活动，将上门服务扩展到厦门各个区域。

"精神卫生服务进社区"活动开展至今已累计免费为 263 名患者进行了精神残疾鉴定、为 770 名患者进行了诊断复核、为 17 名目前存在高风险的患者进行专科医师指导、为 55 名患者进行了应急处置。该项惠民措施得到了上级领导及群众的一致肯定，有的患者家属看到医生在大热天里不辞辛劳，翻过崎岖的山路，来到家里，水都顾不上喝，也不怕病人身上的气味和污浊的环境，耐心问诊做鉴定，感动得直掉眼泪。

释疑——医院满意度怎么调查？

今年，省卫生计生委从福建省居民健康信息系统中随机抽取了 1—4 月各医院的出院病人，委托第三方调查评价机构采用电话回访的方式，对全省 203 所二级以上医院开展满意度问卷调查，其中有答复的出院病人 20157 人次，调查内容包括服务态度、服务流程、服务质量、服务环境、治理收受红包回扣措施共五项。调查结果显示：患者对我省医院的总体满意度为 78 分，其中全省满意度 85 分以上的医院 12 家，而厦门市仙岳医院满意度达 87.5 分，高居此次满意度调查排行榜的第二位。

（李灿瑜、楚燕）

积极推进医疗行业医学人文建设

——厦门市第三方调查结果显示患者满意度普遍提高

厦门市医疗行业服务满意度第三方社会调查结果显示，80 分以上医院增至 7 家，公立医院进步明显；通过满意度调查促整改，有效提升了医疗服务水平。

【人物原声】

杨叔禹（厦门市卫生计生委主任）：

医学中心地位凸显，医术、医风品牌效应逐渐深入人心

这两年卫生主管部门很重视抓患者满意度。今天，最新的第三方调查结果出炉，令人欣慰的是，患者满意度普遍提升，其中门急诊满意度提升尤为明显。

2013 年首次调查当中，公立医院的表现不尽如人意，2014 年进步很快，7 家公立医院满意度都提升，有 3 家还进入优秀行列。通过抓满意度，现在无论公立医院还是民营医院，都很重视患者满意度的提升，医术、医风也随之进一步提升，吸引了大量外地患者来厦就医。如第一医院、中山医院约五成患者来自外地，心脏中心、眼科中心的患者约七成是外地的。可见，厦门作为医学中心城市的地位已在凸显，品牌效应逐渐深入人心。

2014 年 11 月 18 日，市卫生计生委公布了委托北京零点公司对全市 16 家二级甲等以上医院进行满意度调查的结果，这是继去年首次开展医疗服务满意度第三方社会调查的延续和发展。

针对 2013 年满意度调查结果和发现的问题，市卫生计生委领导班子向各医院

领导逐个沟通反馈调查结果，开展了"体验患者就医服务、互学服务经验"活动。全市各级各类医院共查找出服务细节和管理薄弱环节问题 120 多条，提出两大类 16 项 333 条改进措施，力求站在患者的角度改进服务，站在员工的立场提升管理。与 2013 年相比，2014 年表现成绩优秀达到 80 分以上的医院增多，公立医院进步较大；门急诊就诊时间缩短，就诊效率显著提高；医德医风得到普遍好评；大医院和专科医院的技术水平优势更加凸显；医院职工满意度明显提升。

通过调查落实整改工作，切实提高医疗服务水平

接受调查的 16 家医院中，有 8 家市属医院、3 家区属医院、4 家社会办医院、1 家军队医院，这 16 家医院集中了厦门 80% 以上的医疗资源。在过去几个月中，零点公司采取深入座谈、拦截访问、电话访问等形式，围绕门急诊服务、住院服务、医院职工满意度这三大块，对涉及各环节的 84 个指标进行调查。

【解读】市卫生计生委每年聘请第三方调查公司开展二级以上医院患者满意度和医务人员工作满意度评价，满意度得分与医院绩效考核挂钩。2015 年，拟新增儿童医院、心脏中心等 5 家二级以上医院接受第三方调查。调查结果向社会公布，并约谈满意度得分排名后三名的医院领导班子。针对调查发现的问题和不足，市卫生计生委成立整改督促工作小组，各医院成立整改领导小组和工作小组，落实整改工作，切实提高医疗服务水平。

全市表现优秀的医院在增加，公立医院进步明显

调查显示，2014 年我市医疗服务总体满意度得分为 76.3 分，门急诊服务满意度得分为 75.6 分，住院服务满意度得分为 76.9 分，与去年基本持平，表现良好。

接受评估的 16 家医院中，7 家医院表现成绩优秀达到 80 分以上的分别为厦门眼科中心、厦门莲花医院、厦门市仙岳医院、科宏眼科医院、厦门市口腔医院、厦门长庚医院、厦门市第五医院（厦门大学附属第一医院同民分院）；8 家医院表现成绩良好达到 70~80 分的分别为成功医院（第 174 医院）、市妇幼保健院、市中山医院、第一医院、第三医院、同安区中医院、市中医院、第二医院；1 家医院表现一般达到 60~70 分的为海沧医院。9 家医院医疗服务满意度总体得分提升，

其中 7 家是公立医院。接受评估的公立医院中，医疗服务满意度表现优秀的医院从 2013 年 1 家增加到 3 家，表现一般的医院数量从 2013 年 2 家减少到 1 家。

【解读】调查的结果说明，全市表现优秀的医院在增加，公立医院进步明显。近年来，我市鼓励和引导社会资本办医，形成多元化办医格局，在提升服务能力的同时，也通过良性竞争对公立医院起到鞭策作用。2014 年，在市卫生计生委的领导下，我市公立医院继续深化医改各项工作，大力推进柔性引才战略，全面提升厦门医疗服务水平：搭建厦门医学院士指导中心，引进 12 名医学院士；推广"双主任制"学科共建模式，引进复旦大学、中山大学等知名医学专家 18 名；一批新技术、新项目落户厦门，医学技术水平进一步提升，患者满意度随之提升。

候诊时间缩短，"看病烦"难题得到有效缓解

门急诊服务各调查指标中，"就诊效率"比 2013 年提升 1.4 分，改善最显著。

16 家医院门诊整体服务效率有所提升。调查显示，2014 年与 2013 年相比，门诊病人的就诊挂号时间次均缩短 3 分钟，候诊时间次均缩短 1 分钟；门诊预约挂号病人的比例从 54.2% 上升至 66.8%。

同民医院门急诊满意度达到 91.2%，是近两年接受满意度评估的医院中首次达到 90 分以上的医院，进步显著。

【解读】近几年，我市卫生系统通过现代信息化手段优化流程、提高效率，取得显著成效。同时，市卫生计生委以糖尿病、高血压为试点，推动建设慢病基层首诊、双向转诊的分级诊疗体系，缓解了大医院压力，使得看病更加有序、高效。但从调查结果来看，部分医院门急诊环境、候诊时间、诊治效果、挂号处人员服务态度等还有待改善。

医风医德良好，服务和环境仍需改进

住院服务调查指标中，满意度权重最高的指标是"医风医德"。在此次调查中，患者对医护人员的廉洁程度满意度达 88.7%，在一定程度上表明厦门市医疗机构的医风医德得到了患者肯定。

在服务态度方面，医生服务态度表现最好，窗口工作人员的服务态度仍需提

升。

在住院环境方面，病房地面和走廊的卫生状况以及住院大楼的环境较其他指标略好，而住院饮食情况、卫生间的卫生状况表现一般，仍需改善。

在护理服务方面，提供生活帮助的满意度得分较低，需加以改进。

【解读】调查显示，住院服务满意度略高于门急诊服务满意度。近年来，我市各大医院积极响应市卫生计生委号召，开展医学人文试点病区，争做有人情味的医者，暖化了医患关系。

职工满意度提升显著，半数医院表现一般

2014 年，新增眼科中心、莲花医院、同民医院、第三医院接受职工满意度调查。

接受该项评估的我市医院职工总体满意度得分为 67.6 分，较 2013 年提高 14.7 分，但仍显著低于患者总体满意度得分。

受评估医院中，6 家医院职工满意度表现良好，6 家医院表现一般。2013 年表现较差的 6 家医院，今年全部表现良好或提升。

【解读】在 2013 年的调查中，职工总体满意度得分仅为 52.9 分，其中临床医生对自己工作满意度评分普遍偏低，平均得分不足 50 分。各医院深刻认识到，医务人员的满意度直接影响他们的服务态度，关系着患者满意度，医务人员心情舒畅才能更好地服务患者，并根据调查结果有针对性地采取了积极措施，2014 年职工满意度显著提升。但是，医务人员"高风险、高负荷、高压力"的大环境并未改变，以后要走的路还很长。

【链接】

全省满意度调查 厦门两医院夺冠

厦门市卫生计生委洪丰颖副主任介绍，在 2014 年全省医疗机构住院患者满意度测评中，我市几家医院在同类医院中排名靠前：仙岳医院满意度在全省 9 家二级以上精神卫生专科医院中排名第一，市妇幼保健院在全省 21 家二级以上妇幼保健院中排名第一。仙岳医院、成功医院、市妇幼保健院、厦门眼科中心在全省 62

家三级以上医院中分别排第二、第四、第十一、第二十名。

随着我市医疗服务水平不断提升，吸引了众多来自全省乃至全国的患者。2014 年我市第三方调查结果显示，愿意继续选择此次就诊医院、愿意向他人推荐此次就诊医院的患者比率都有所上升，其中住院患者上升尤其明显。这说明患者，尤其是大病、重病患者，对厦门医疗机构的认可度在不断加强，也反映出厦门医疗机构的技术水平、服务质量得到了广大患者的信赖。

7 家评分优秀医院经验分享

厦门大学附属厦门眼科中心

调整并增加诊室，每个诊位均配备裂隙灯、间接眼底镜等设备；为医生增配助手，增加导诊人员；延长手术室开放时间，在保证医疗质量的前提下推行"今日住院检查、明日手术、第三天出院"原则，缩短住院天数；升级信息系统，减少医务人员重复工作，把时间更多地用于关心病人；加强业

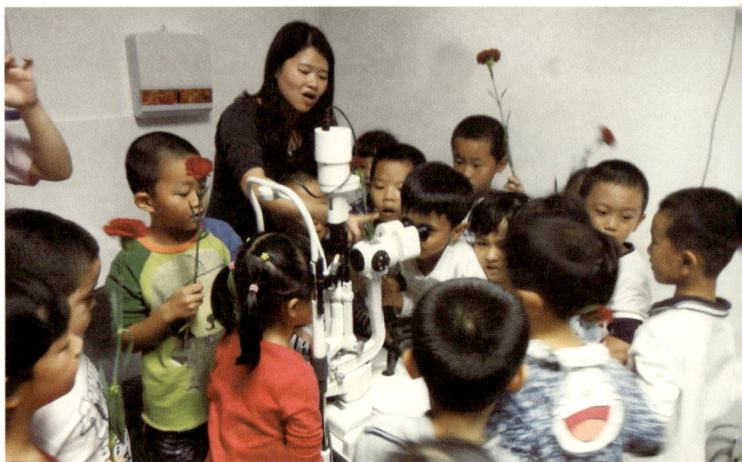

眼科中心延伸社会服务，带幼儿园小朋友体验眼科科普活动

务学习、引进高端技术人才、增加医疗设备，提高诊疗水平；坚持服务满意度调查，对表现好的表扬、奖励，不足的进行整改、提升；将人文关怀纳入护理质控管理范围；建立主刀医师、后备学科带头人等培养计划，明确职业发展目标；给员工配简易床供午休，设立 10 余个兴趣小组，为员工缓解工作压力。

厦门莲花医院

布置了温馨的母婴宣教室，舒适的产检环境及婴儿抚触室；设置导诊台及客户服务中心、出生证办理站，简化各项服务流程，建立出院一站式服务，添置候诊椅，在门诊设立叫号系统，为患者免费提供开水；实行全天候接诊服务及延时门诊服务，开展预约门诊及节

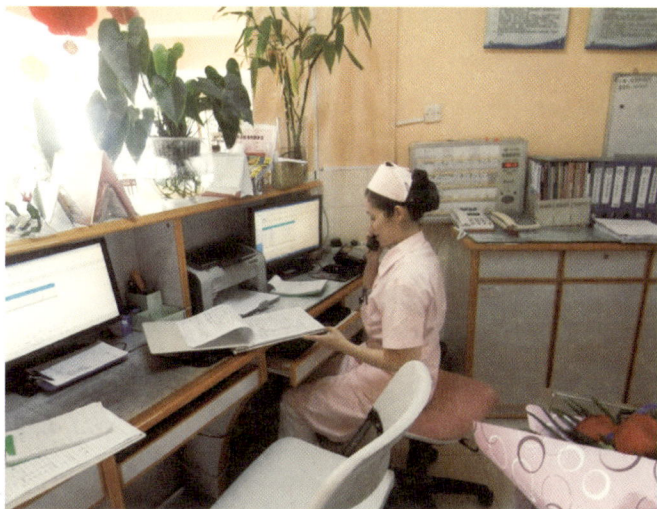
莲花医院护士电话随访，视患者如亲人

假日门诊；向病人发放科室及个人名片，向社会公布了举报投诉及服务监督电话；引进先进设备，提高技术水平，诊疗和管理流程实现信息化；针对去年导诊服务存在问题，成立了专门的导医组，病人有需要及时给予帮助；早晨上班，导医及领导站在医院门口迎候上班员工，问候"早晨好"；为员工提供良好的职业生涯规划；薪酬福利调整，调动员工积极性。

厦门市仙岳医院

改善服务流程、服务环境、服务质量，推行预约诊疗、节假日门诊；将医学人文优质服务模式由一试点病区推广到全院各病区；多次举办国际

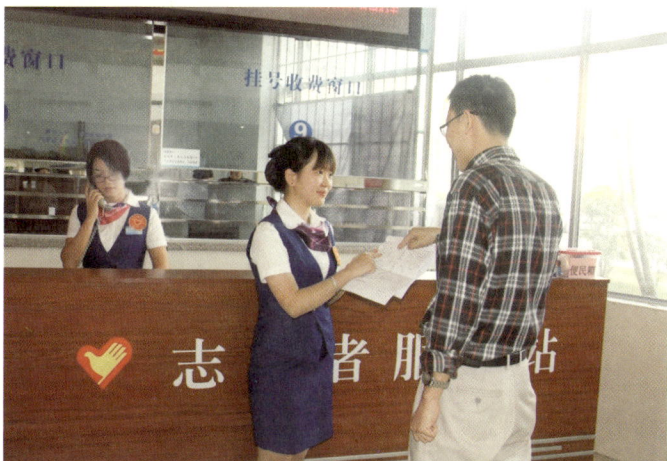
仙岳医院重视患者的就医体验，设立客户服务中心，为患者提供多种服务

学术会议，加强学习平台建设，提高医务人员的专业技术水平；开设国际心理卫生服务部，指派外语水平较好的医生为在厦国际友人服务；将每月在医院举办的科普讲座开进全市各社区，方便居民；建立客户服务中心，为就诊人员提供咨询、导诊、投诉、疾病证明盖章、病例复印、打印清单等综合服务，对投诉实行"首诉负责制"；根据病人长期服药的性质，推出一次可开 1 个月药量，外地病人经批准一次可开 3 个月药量，减少病人奔波；创新服务模式，通过"希望超市"、"口腔健康进校园"等活动更好地为患者服务；调整奖金分配方案，向临床一线倾斜。

厦门科宏眼科医院

全院进行卫生间大检查，建立保洁岗位考核制度，保证半小时清理一次；创造有吸引力的工作发展平台，吸收高素质医生加盟；定期组织医护人员内训与外训，建立经验分享平台，鼓励个人医学研究；引进高精尖医疗设备提高就诊效率；通过

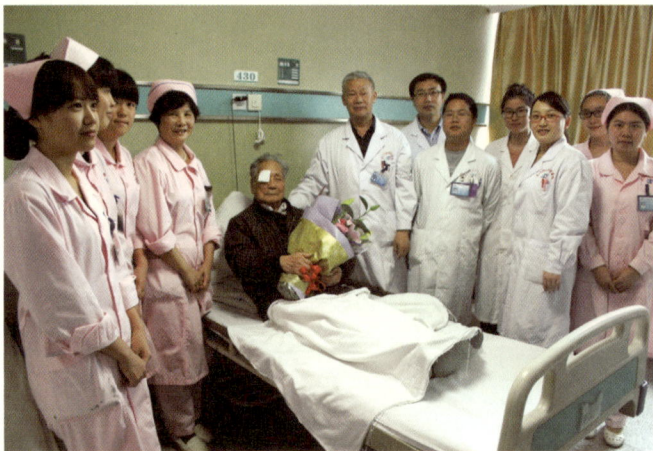

厦门科宏眼科医院洪荣照教授为百岁老人成功进行复明手术

医生委员会推广心理治疗，通过心理抚慰，以医生的细心、耐心与专心程度赢得患者信任；建立一问责任制，当患者询问时要积极帮助解决问题；新病人入院时，认真做好入院宣教，让患者了解住院期间"十知道"；做好患者危险评估，对于有坠床、跌倒危险的患者，安排在配备有防护栏的床，告知床头呼叫器如何使用；对包扎双眼的病人，每次换药完，由护士牵引回病房。

厦门市口腔医院

推行预约诊疗、节假日门诊及延时门诊，方便患者；重新设置了导诊图标、

标识、科室牌；购置自助一体机6台及叫号系统，方便病人挂号和缴费；购置影像归档和通信系统，提高医师的阅片效率，减少病人等候时间；病区摆放绿色植物，病房均配备液晶电视、空调等设施，卫生间设有独立热水器，在马桶和淋

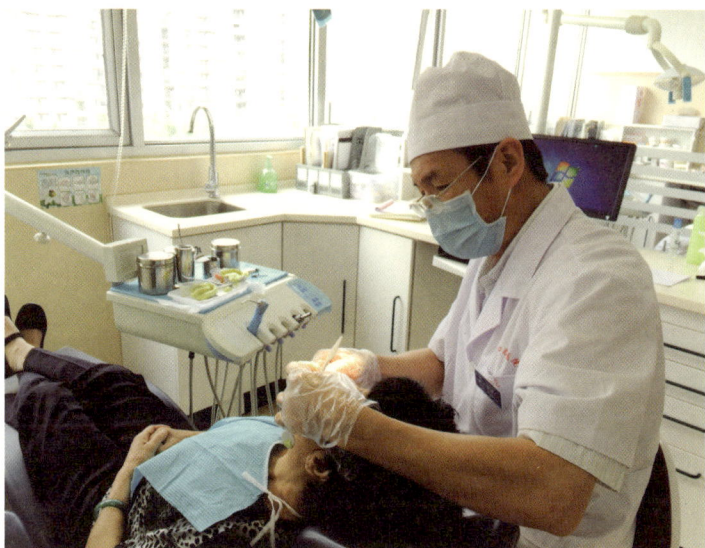

口腔医院提升医护满意度助力科室和睦发展

浴房安装扶手，为每位患者提供储物柜，提供冰箱和微波炉，方便加热和保存食物；针对术前术后不同的心理问题提供心理指导；为患者提供"四有"服务——"入院有人接、住院有人查、出院有人送、回家有人访"；开展多种职工文体活动；为职工提供午餐，并给以经济补贴；调整奖金分配制度；加强员工再教育培训。

厦门长庚医院

主动式微笑服务，注重病患隐私的保护；医护人员注重仪容仪表，绝不收取红包、回扣，合理评估病患用药、检查化验项目的真实需求；住院医师细心专注，诊治效果、专业技术水平及对病患出院

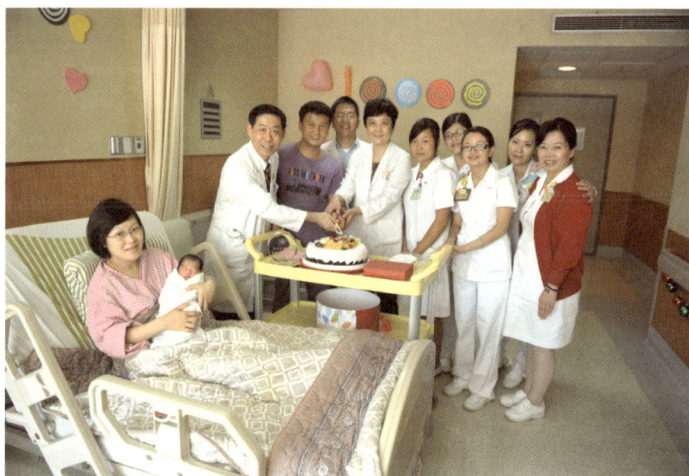

厦门长庚医院为第1万个宝宝庆生

后的康复指导、病情随访服务都比较到位；护理人员温和耐心，操作技术水平高；设有多个志工柜台，提供门诊轮椅借用、急诊关怀、导诊等服务；用药安全性管控，拆零给药，一药一袋，降低药品费用，每个患者的处方药品均经过五重药师核对，确保用药安全；开放受理看诊前 28 天的门诊预约，同时推行"先看诊后缴费"制度；推行自助缴费机服务，提供缴费多元化选择，分流高峰时刻缴费人数，减少等候时间。

厦门市第五医院

通过开展院长午间议事、院领导主题行政查房、举办医院管理主题沙龙等活动，及时为科室的发展排忧解难；为全院职工体检、办理户外运动卡、送生日礼物，开通免费班车；建立医生沙龙，为医务人员相互学习交流提供平台；为患者提

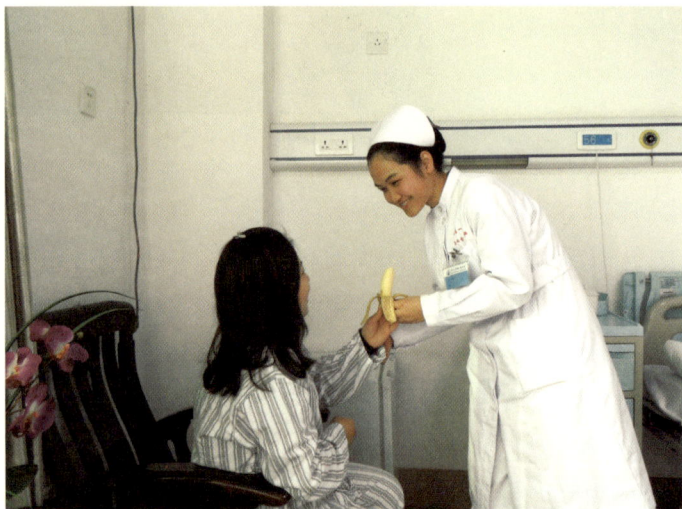

护士微笑着把水果递给患者

供饮用水、一次性杯子等多种便民服务；对有需求的老弱病残患者提供全程陪伴服务，对急诊抢救病人实行"一站式"服务；设置音乐休闲区；添置门诊排队叫号系统、自助预约系统、自助报告打印机、自助取款机等大量信息自助服务设备；安装我市首台"安全用药自助查询机"；在收费窗口设置满意度评价选择键，让患者对服务窗口进行现场评价、监督；对行动不方便的患者实行床边结算。

（黄光华、李喜瑞、楚燕）

坚持以病人为中心的服务理念
创建有人情味的医院

——厦门大学附属厦门眼科中心名列厦门市医院满意度调查首位

11月19日，在厦门市卫生计生委公布的接受评估"医疗服务满意度"第三方社会调查的16家医院中，厦门眼科中心的满意度名列首位。

加强医患双方人文关怀，打造有人情味的名院

"有人情味的医院"，"治病要治人，懂病更要懂人；关注病情，更要关注心理"，这是厦门市卫生计生委主任、市医学会会长杨叔禹给予厦门眼科中心全体医护人员的高度评价。一切以病人为中心的服务理念，是厦门眼科中心始终坚持的立院之本，努力践行的理念。因此，厦门眼科中心在连续两年《医疗服务满意度》第三方社会调查的16家医院里高居前列，得到同行和社会各界的认可。不过，厦门眼科中心并不满足于此，以创建全国首屈一指的眼科专科医院为目标，努力发展和完善具有人文关怀的医院文化，真正让患者、员工双满意，成为百姓心中有人情味的名院。

"掌上医院"上线开启移动医疗新时代

看病难，挂专家号难，这是患者最大的心声。尤其对于厦门偏远片区或是周边城市而言，每次来厦门医院就诊极为不便，若不能挂到专家号，只能再等一周。为此，厦门眼科中心着手试运行"掌上医院"，用户只需用手机扫描二维码进行

App 安装，经注册成功，便可以享受预约挂号、排队叫号提醒、用药提醒、病历查询等便捷就医服务。

"掌上医院"的上线，是厦门眼科中心继"并联式"排队叫号系统、网络会诊系统和官方微信微服务之后，又一项重大的便民医疗服务内容。通过"掌上医院"，患者在家即可选择眼科专家进行咨询，或者预约就诊时间等等，极大地减少患者往返医院次数和排队候诊时间，"掌上医院"App 的推出，是解决群众看病难、看病烦的问题的重大举措，在全国同行业里也属于首批。

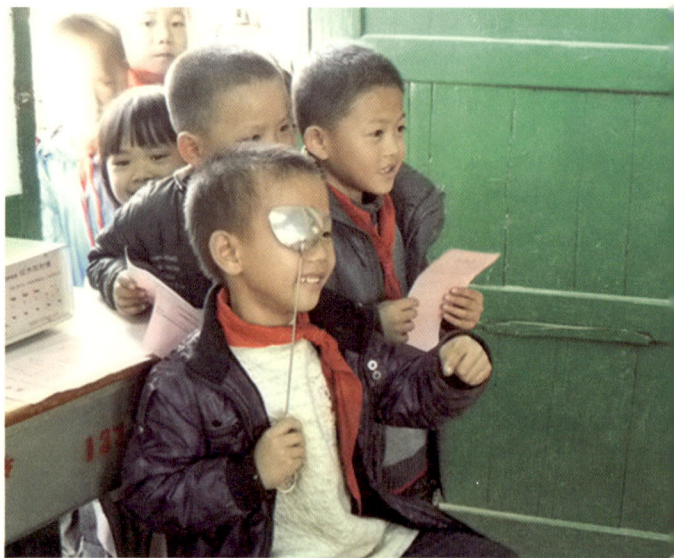

医护人员为贫困儿童检查眼睛

小小一瓶水，甘甜医患情

在厦门眼科中心正常开诊时间，门诊大厅人声鼎沸，周末进行"无假日医院"也是如此，特别是炎炎夏日，即便中央空调开足马力，患者和家属依旧满头大汗。对此，医院决定在大厅门口请志愿者向患者和家属每人发放一瓶医院特别定制的纯净水。

只是小小一瓶水，其中却透出了厦门眼科中心对患者的关爱之情。来自漳州的林婆婆接到这瓶水时感慨："没想到医院还这么细心，我很感动，排队挂号也不心急了。"其实，厦门眼科中心对于患者的细微关怀之处，并不止于此。门诊大厅里"文化墙"上，有不少患者在上面留下了感谢医师或是护士的话语，祝福眼科中心的明天更美好。在眼科大楼随处可见的贴心提示，还有走廊角落处的人文类图书角设置，都能让患者和家属一改以往对于医院嘈杂、脏乱的印象，在厦门眼科中心这里，更有参与感、温馨的感觉。这些贴心的细节，都能够让人感受到厦门眼科中心浓浓的"人情味"。

技术精湛服务细致，让患者和家属放心

"重沟通，让彼此互相理解；重人文，让患者和家属放心"，这是厦门眼科中心此前留给评委和调查者最深的印象。

厦门眼科中心是集医疗、教学、科研、防盲为一体的国家三级甲等眼科医院，无论是医疗设备还是医师力量在全国眼科都属于翘楚地位。但是厦门眼科中心业务院长吴国基认为，如果不能让患者平价地用上这些先进设备和医疗服务，以及认可厦门眼科中心的服务质量的话，那么这些设备和荣誉都将毫无意义。多年来厦门眼科中心一直认为，只有百姓认可和赞美，才是真正的"金字招牌"。

在今年的 3 月 17 日，厦门眼科中心 8 楼眼外伤病区更是充满了欢乐的气氛，28 床王先生在蔡锦红主任、陈秋莲护士长等医护人员陪伴下，庆祝自己的 40 周岁生日。庆生活动虽然简单但是温馨。王先生家住宁德市，10 年前的一场意外之后，右眼在福州某医院做了人工晶体植入手术。2012 年以后，王先生感觉右眼逐渐失去光感，并伴有疼痛，到之前手术医院进行复诊，医生建议他再做手术。考虑这将是右眼的第二次手术，风险较大。王先生在和家人商议之后，慕名厦门眼科中心的精湛医术，最终决定南下到厦门眼科中心就诊。

眼外伤专科蔡锦红主任介绍说，王先生确诊为"继发性青光眼"。厦门眼科中心通过脱位晶体切除及小梁切除手术，让右眼眼压回到正常水平。王先生只需住院观察几天即可。手术期间，陈秋莲护士长发现，3 月 17 日是王先生 40 周岁的生日，特别向医院申请给他买了生日蛋糕为他庆生。

在回忆这个特别的生日的同时，王先生感叹："当初决定南下来厦门眼科中心需要不小的勇气，但是这里的医护人员坚持每天 6 时准

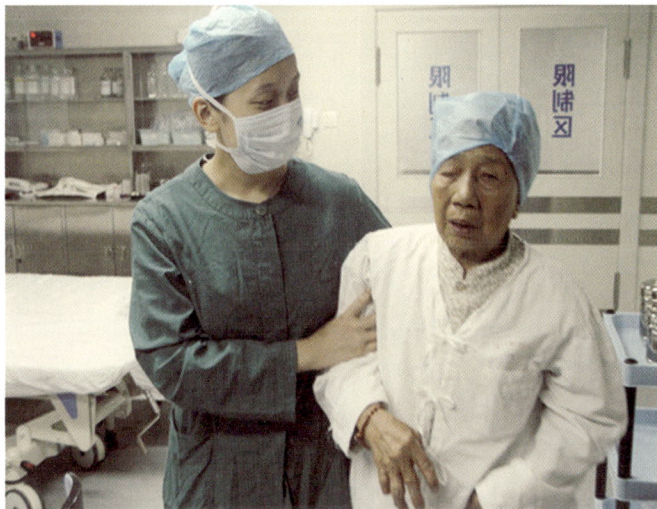

医护人员为患者贴心服务

195

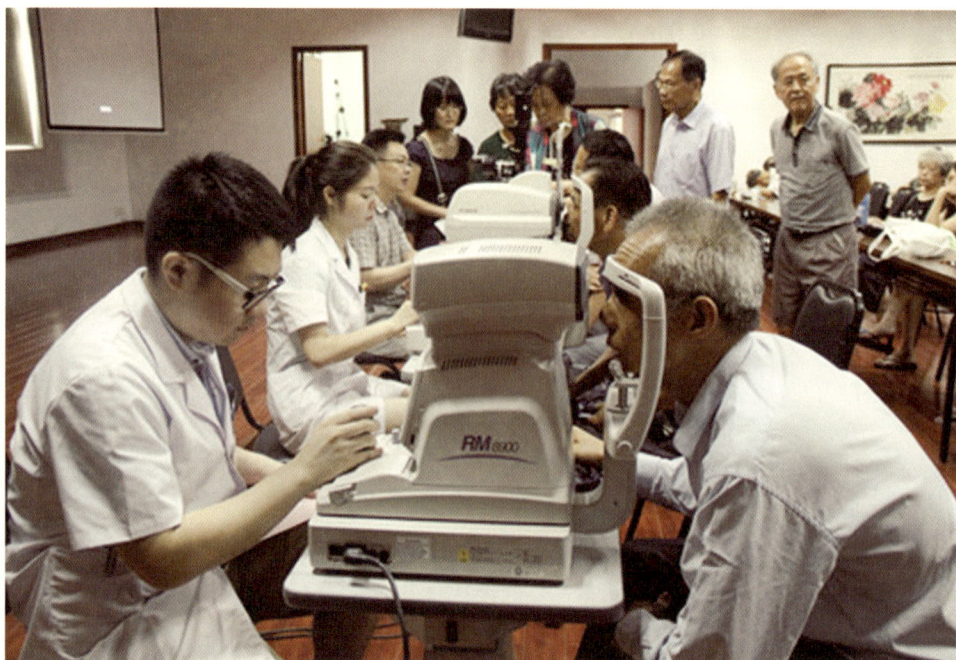

增加医疗设备，提升服务满意度

时给我换眼药水，细致专业的技术水平、严谨的工作态度、热情的服务意识让我感动不已。"

每位患者都是家人，都亲切地称呼名字

在厦门眼科中心的病床区，医护人员改直呼患者床号为温柔亲切地称呼"某某先生"，或者是"某某女士"、"某某美女"等等。这虽然得花费医护人员更多时间去记忆患者的名字，但是无论患者还是其家属都在其中感受到"浓浓的人情味"，不再是冷冰冰的床号。患者出院时，医护人员也会留下一张便于联系的爱心卡，可以让患者在家也能及时与医护人员进行沟通。

为了鼓励医护人员为患者提供更周到的服务，医院每个月举行评比活动，对于受到患者好评的医护人员进行表扬和嘉奖。这一举措也极大地激发了医护人员的服务热情，让厦门眼科中心的医患关系更加的融洽和亲密。

现在，厦门眼科中心年门诊量超 40 万人次，而年手术量达到 4 万例以上，这

些数据指标位于全国同行的前列，更让厦门眼科中心自豪的是，医院从未出现过医患紧张关系，医患之间的融洽关系都体现在一面面锦旗上，体现在"文化墙"上每句感恩的话语里。

360 度服务无死角，将医疗服务延伸至院外

早在 2004 年，厦门眼科中心便在全省率先推出"专家医院、平价医院、无假日医院"的承诺，坚持"一切以病人为中心"，成立了客户服务部，实行 24 小时客服服务及定期回访制度，将医疗服务由院内延伸至院外，这些举措在福建省也属于首创。

客服部门的设立和充分发挥作用，保证了医生不收红包。即使病人硬塞红包，医生也会将红包交至客服人员手中，并由客服人员退还患者。客服部每月还会根据满意度调查情况及拒收红包情况，在医护人员当中进行评选服务明星活动。公布拒收红包情况，对医护人员进行奖励，激发医护人员的工作积极性和责任心，不断推进医院的服务质量。

节假日市民休息医院不休，全年"无假日"为前来就诊的患者服务，这样一来，既缓解了医生在工作日的接诊压力，也方便了市民。多年来，厦门眼科中心不仅在双休日正常开诊，而且和平时相比，还设立了加强班。周末手术，并严格按照常规手术收费，真正做到了服务患者，为患者负责。

目前，厦门眼科中心拥有中高级职称百余人，博士生导师、硕士生导师数十人，其中不乏长江学者、国务院特殊津贴专家等，并特聘国内外著名眼科专家十几人组成专家顾问组。经过 17 年的努力，厦门大学附属厦门眼科中心已成为福建省眼科唯一国家临床重点专科、国家三级甲等眼科医院、厦门大学附属医院、新加坡全国眼科中心姐妹中心、国家博士后科研工作站等。

厦门眼科中心从不满足所取得的成绩，针对院外患者和院内员工的"两个满意度"调查，做出不遗余力的努力。在提高医疗质量的同时，努力提升服务水平，实行以人为本的管理和人性化的医疗服务，不断地充实和完善厦门眼科中心医学人文建设的新篇章。

（刘蓉、小海）

弘扬医学人文精神　构建和谐医疗秩序

——厦门市卫生计生委召开全市"人文·关爱"病区工作交流会

2014 年 9 月 16 日，厦门市卫生计生系统在市妇幼保健院召开"人文关爱病区"工作经验交流会。厦门市卫生和计划生育委员会主任、党组书记杨叔禹等领导和全市各医疗卫生单位分管领导、各大医院党务及护理人员近 200 人参加会议。

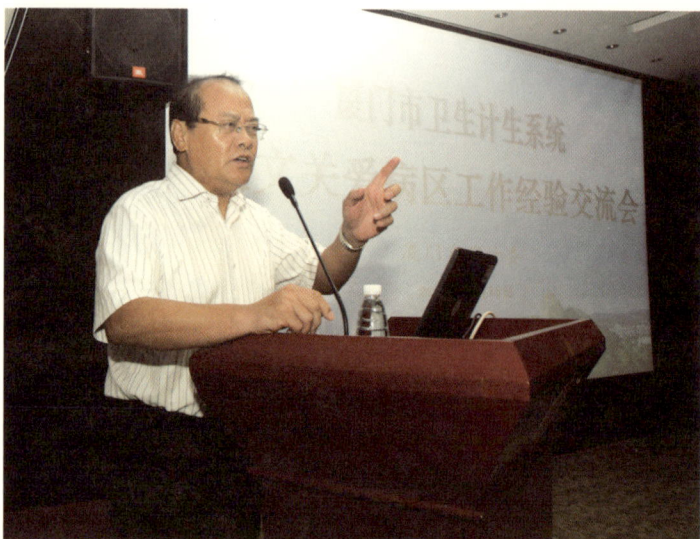

厦门市卫生和计划生育委员会主任、党组书记杨叔禹讲话

会上，市妇幼保健院、市第一医院、中山医院、仙岳医院等 10 家医院的代表先后发言，和广大医务人员分享了建设人文关爱病区的经验和感悟。市妇幼保健院钟红秀副院长从关爱患者和关爱职工两方面，对市妇幼保健院人文关爱工作做了汇报，作为厦门市首批人文关爱试点病区之一，市妇幼保健院 2013 年 4 月确立产科五区为人文关爱试点病区，积极开展人文关爱活动，2014 年已在全院推广，覆盖率达到 100%。经过一年多的实践，人文关爱活动取得了良好的成效。在 2013 年厦门市首次开展的医疗服务满意度第三方社会调查结果中，医院患者满意度和职工满意度在全市公立医院中均排名第一。在近日公布的 2014 年上半年全省二级以上医院患者满意

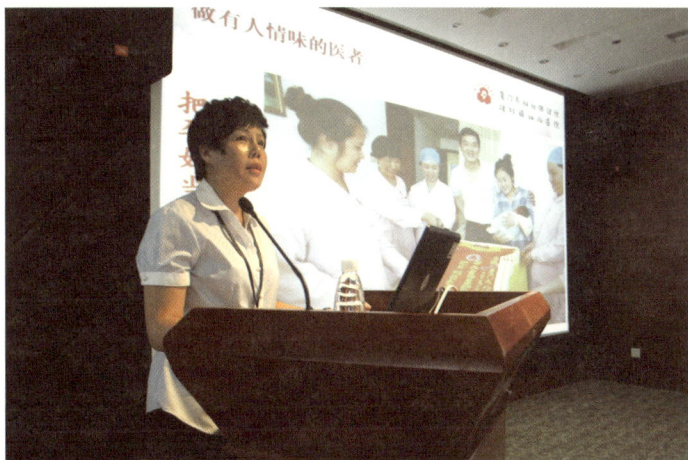

厦门市妇幼保健院钟红秀副院长代表医院做人文关爱工作汇报

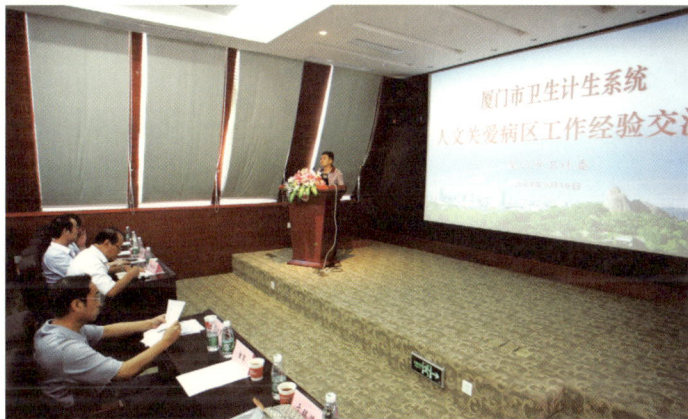

厦门市卫生计生系统召开"人文关爱病区"工作经验交流会

度第三方调查结果中，医院的患者满意度在全省21家妇幼保健机构中排名第一、在厦门11家参评的机构中排名第二、在全省62家三级医院中排名第十一。

杨叔禹主任认真听取了各家医院的工作汇报，对过去一年来各大医院在医学人文建设方面所做的努力表示感谢。他说，这几年厦门在全国卫生系统率先开展医学人文系列活动，取得了一定成效。"为什么要推广医学人文？因为要暖化医患关系，重塑医务人员形象。现如今，医务人员日夜奋战在患者床头，治病救人，非常辛苦，而被救的人却怨恨救人者，上演着古今中外都没有过的'杀医'闹剧。这与我们的人文关怀不够有一定关系。"他强调，医学人文建设是一个厚重且关乎文化建设的话题，在如今医患关系紧张的环境下，希望通过推进医学人文建设，重拾医患互信，传播人间温暖与真情。他说，这项活动还要继续推进，每年要评选最有人情味医务人员，让全系统的人员来学习。

此次交流会旨在进一步弘扬医学人文精神，做有"人情味"的医者，加强全市卫生计生系统医院文化建设，构建和谐医疗秩序，促进医疗卫生事业的发展。

（林媛等／文　郑峰强等／图）

编　后

在厦门市委、厦门市政府和各有关方面的关心、支持下，我市医疗卫生系统的医学人文建设喜讯频传：北京召开中国医师协会人文医学专业委员会成立大会，厦门市卫生计生委主任、市医学会会长杨叔禹教授当选该委员会副主任委员，市医学会周文副会长当选该委员会委员。中国医师协会张雁灵会长致辞中称赞北京、厦门的人文医学建设做得非常好，希望这些经验得到很好推广。令人欣慰和鼓舞的还有，在福建省卫生计生委公布的住院患者满意度测评中，我市几家医院的患者满意度排名靠前，仙岳医院、市妇幼保健院分别在全省的同类医院中排名第一。由厦门市卫生计生委委托北京零点公司对全市16家二甲以上医院进行的满意度调查结果显示，2014年患者满意度普遍提升，与2013年相比，成绩优秀以上的医院增多，医德医风得到普遍好评。这些来自广大患者内心真情的表示和评价，与临床一线所涌现的许多好医生好护士的感人事迹，为《做有人情味的医者》第二辑、第三辑的相继出版，提供了高扬行业核心价值观的正能量，比较全面地反映了我市近一年来推进医学人文建设、促进医疗改革和行风建设所取得的新进展和新常态，再次谱写了医疗卫生系统医学人文建设的新篇章。

承蒙厦门市人民政府副市长国桂荣博士为《做有人情味的医者》第三辑作序，中国医师协会人文医学专业委员会主任委员、北京医学会医学伦理学分会主任委员高金声教授与中国医师协会会员部主任、全国医师定期考核人文医学编委会主任委员李明霞等国内知名人文医学行家参与人文讲坛，给予关心指导，各有关方面、各医疗单位及广大医务工作者给予鼎力支持、踊跃投稿，谨此一并致以诚挚的谢忱。限于篇幅，特精选部分编为《做有人情味的医者》第三辑，由于编辑水平所限，书中的错误和疏漏在所难免，恳请大家批评指正。

医学是一门高尚的"人"学，我们希望借《做有人情味的医者》系列专辑的推出，抛砖引玉，起到相互交流、取长补短的作用，让我们携起手来，紧紧围绕"美丽厦门，共同缔造"的主题，弘扬"大医精诚"的人性光辉，为建设医学与人文完美结合的新常态，铸就高品位的职业精神勇往直前。

图书在版编目(CIP)数据

做有人情味的医者. 第3辑/杨叔禹主编. —厦门 :厦门大学出版社,2015.10
ISBN 978-7-5615-5412-8

Ⅰ. ①做… Ⅱ.①杨… Ⅲ. ①卫生服务-概况-厦门市 Ⅳ. ①R197.1

中国版本图书馆 CIP 数据核字(2015)第 038553 号

官方合作网络销售商: dangdang.com amazon.cn JD京东.COM

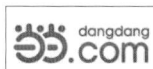

厦门大学出版社出版发行

(地址:厦门市软件园二期望海路 39 号 邮编:361008)
总 编 办 电 话:0592-2182177 传真:0592-2181253
营销中心电话:0592-2184458 传真:0592-2181365
网址:http://www. xmupress. com
邮箱:xmup @ xmupress. com
厦门市万美兴印刷设计有限公司印刷
2015 年 10 月第 1 版 2015 年 10 月第 1 次印刷
开本:787×1092 1/16 印张:13.25 插页:2
字数:210 千字 印数:1~5 000 册
定价:68.00 元
本书如有印装质量问题请直接寄承印厂调换